Gabi Fastner

50 Workouts Morgengymnastik

Fit, beweglich und voller Energie in den Tag

riva

Bibliografische Information der Deutschen Nationalbibliothek:
Die Deutsche Nationalbibliothek verzeichnet diese Publikation in der Deutschen Nationalbibliografie. Detaillierte bibliografische Daten sind im Internet über http://dnb.d-nb.de abrufbar.

Für Fragen und Anregungen
info@m-vg.de

Wichtige Hinweise
Dieses Buch ist für Lernzwecke gedacht. Es stellt keinen Ersatz für eine individuelle medizinische Beratung dar und sollte auch nicht als solcher benutzt werden. Wenn Sie medizinischen Rat einholen wollen, konsultieren Sie bitte einen qualifizierten Arzt. Der Verlag und der Autor haften für keine nachteiligen Auswirkungen, die in einem direkten oder indirekten Zusammenhang mit den Informationen stehen, die in diesem Buch enthalten sind.

Ausschließlich zum Zweck der besseren Lesbarkeit wurde auf eine genderspezifische Schreibweise sowie eine Mehrfachbezeichnung verzichtet. Alle personenbezogenen Bezeichnungen sind somit geschlechtsneutral zu verstehen.

Originalausgabe
3. Auflage 2025

Türkenstraße 89
80799 München
Tel.: 089 651285-0

Redaktion: Simone Fischer
Umschlaggestaltung: Manuela Amode
Bildnachweis: Illustrationen auf dem Umschlag und im Innenteil: evoletics – ein Produkt der science on field GmbH
Layout: Meike Herzog, www.alpsee-design.de
Satz: Daniel Förster, Belgern
Druck: Florjancic Tisk d.o.o., Slowenien
Printed in the EU

ISBN Print 978-3-7423-2410-8
ISBN E-Book (EPUB, Mobi) 978-3-7453-2167-8

Wir produzieren nachhaltig
www.m-vg.de

Inhalt

Fit und gesund in den Tag

1

Guten Morgen!

Schön, dass Sie sich entschieden haben, den Tag mit Gymnastik zu beginnen!

Mit Gymnastik können Sie Ihren Körper und Geist auf das Unterschiedlichste fordern und ihn so für den Tag »fit und beweglich« machen. Bestimmt beginnen Sie den Morgen oft schon fast unwillkürlich mit einem Strecken, Räkeln und Gähnen. Kein Wunder, denn der Körper weiß meistens ganz genau, was ihm guttut!

Leider haben sich viele Menschen diese Körperwahrnehmung aber schon längst abtrainiert und starten in den Tag, ohne sich Zeit (und das muss nicht immer viel sein!) für sich zu nehmen. Es gibt jedoch viele Gründe, warum Sie sich schon am Morgen bewegen sollten.

Warum sollten Sie am Morgen trainieren?

Bewegung ist ein Energiekick für den Tag!

Wenn Sie sich schon am Morgen bewegen, fühlen Sie sich den ganzen Tag aktiv und voller Energie. Sie sind wacher, können sich besser konzentrieren und können fokussierter Ihren Aufgaben des Tages nachgehen, denn Ihr Gehirn benötigt Sauerstoff, um gut zu funktionieren.

Fühlen Sie sich oft schon am Morgen gestresst, dann kann Bewegung dazu beitragen, Stress abzubauen und Ihr Wohlbefinden zu steigern. Sport am Morgen aktiviert außerdem Ihr Herz-Kreislauf-System und kurbelt den Stoffwechsel an. Das trainiert nicht nur Ihren Herzmuskel, sondern kann Sie auch beim Abnehmen unterstützen. Und Sport macht den Körper und Geist wach!

Mit Bewegung wird die Muskulatur durchblutet, Gelenke werden geschmiert und Faszien bewegt. Mit regelmäßigen sanften Training verbessern Sie nachweislich Ihre Körperwahrnehmung und starten stabil, bewusst und aufrecht in den bevorstehenden Tag.

Wussten Sie, dass eine aufrechte Haltung Ihre Laune positiv beeinflusst? Fühlen Sie sich also am Morgen gestresst oder deprimiert, dann los, bewegen Sie sich! Aber nicht nur die Haltung wirkt sich auf Ihre Laune aus. Während und nach dem Sport werden Glückshormone wie Serotonin, Dopamin, aber auch Endorphine ausgeschüttet, die Ihre Stimmungslage positiv beeinflussen. Starten Sie also gut gelaunt und hellwach mit einem wohligen Gefühl, schon etwas nur für sich getan zu haben, in den Tag!

Natürlich ist nicht jeder Morgen gleich. Wenn Sie etwas mehr Zeit haben, wählen Sie gerne ein etwas längeres Workout. Manchmal haben Sie weniger Zeit oder vielleicht auch mal keine große Lust, dann suchen Sie sich ein Workout aus, das etwas kürzer ist.

Wenn Sie anstrengendere Workouts auswählen (Kapitel 2), denken Sie bitte daran, vorher ein ausgiebiges Aufwärmtraining (siehe Seite 9) durchzuführen. So wird nicht nur Verletzungen vorgebeugt, sondern auch Ihre Leistung während des Workouts kann damit gesteigert werden.

Falls Sie einmal gar keine Zeit für ein Training haben, ärgern Sie sich nicht, sondern integrieren Sie doch einfach Bewegung in den Alltag. Nehmen Sie beispielsweise das Fahrrad statt dem Auto oder legen Sie einen Spaziergang ein.

Wichtig ist, dass Sie Übungen auswählen, die Ihnen Freude bereiten und zu Ihrem Lebensstil passen. Auf diese Weise sind Sie viel motivierter, sich regelmäßig zu bewegen.

Hier gibt's dafür ein paar Tipps:

- Strecken und räkeln Sie sich schon im Bett, das dehnt die Faszien und durchblutet die Muskulatur.
- Machen Sie sich ganz klein, bevor Sie aus dem Bett aufstehen, und halten Sie diese »Päckchenstellung« circa zwei Minuten lang. Das dehnt besonders die Faszie im unteren Rücken, die durch das lange Liegen beim Schlafen verspannt sein kann.
- Steigen Sie heute mal zuerst mit dem »anderen Bein« aus dem Bett, das aktiviert Ihre Sinne.
- Putzen Sie auf einem Bein stehend die Zähne – die Hälfte der Zeit auf dem einen, dann auf dem anderen Bein. Das aktiviert Ihre tiefe Rumpfmuskulatur und stabilisiert Sie für den Tag.
- Dehnen Sie beim Zähneputzen Ihre Waden, indem Sie die Füße in einen Ausfallschritt stellen: das vordere Bein gebeugt, das hintere Bein gestreckt, beide Fußspitzen zeigen in eine Richtung. Die erste Hälfte der Zeit des Zähneputzens dehnen Sie die eine Seite, die zweite Hälfte die andere Seite.
- Machen Sie während des Zähneputzens einige Kniebeugen, das kräftigt und strafft Ihre Beine.
- Tanzen Sie einfach mal zu Ihrer Lieblingsmusik, während Sie das Frühstück zubereiten. Das weckt die Lebensgeister, bringt gute Laune und Sie starten den Tag schon mit ein paar Schritten (die Empfehlung für Ihre Gesundheit: pro Tag 6000 Schritte).
- Rollen Sie beim Frühstück oder Zeitunglesen unter dem Tisch Ihre Füße am Boden ab – von der Fußspitze auf die Ferse und zurück, das aktiviert die Venenpumpen, die Waden. So transportieren Sie das Blut zurück in den Körperkreislauf.
- Geben Sie im Sitzen beim Frühstück einige Male Druck mit beiden Fußsohlen in den Boden. So werden Beckenboden und die tiefe Bauchmuskulatur aktiviert und Ihr Rumpf aufgerichtet.
- Setzen Sie sich beim Frühstück auf eine Hälfte des Stuhles und stellen Sie das freie Bein weit nach hinten, bis Sie die Dehnung im Hüftbeuger und in der Oberschenkelvorderseite spüren. Ist der Hüftbeuger zu kurz, kann das zu Schmerzen im unteren Rücken führen.
- Spannen Sie im Sitzen das Gesäß an, halten Sie diese Position einige Sekunden und lassen Sie dann wieder locker. Das kräftigt Ihre Gesäßmuskulatur und entspannt den unteren Rücken.
- Runden Sie im Sitzen den unteren Rücken und richten Sie sich dann wieder auf. Das mobilisiert Ihre Wirbelsäule.

Was ist bei den Workouts zu beachten?

Bevor Sie aber motiviert und voller Energie ins Training starten, sollte Sie sich kurz Zeit nehmen, um sich Ihrer Haltung, Atmung und Wahrnehmung bewusst zu werden.

Haltung

Ihre Haltung beginnt bei den Füßen. Stellen Sie sich auf Ihre Großzehenballen, Ihre Außenkanten der Füße und die Ferse. Nun halten Sie Ihre Knie etwas durchlässig (das heißt ganz leicht gebeugt), heben das Brustbein an und halten Ihren Blick zum Horizont gerichtet (etwas abfallend nach vorn unten). Aus dieser aufgerichteten Haltung sollten Sie die Workouts durchführen. Erinnern Sie sich immer wieder zwischendurch an Ihre Aufrichtung. Nur aus einer aufgerichteten Haltung können Sie Ihre Rumpfstabilität optimal gewährleisten. Diese ist entscheidend für ein gelenkschonendes und effektives Training. Außerdem beeinflusst eine aufrechte Haltung die Stimmung positiv, sodass Sie direkt gutgelaunt in den Tag starten können.

Atmung

Atmen ist lebenswichtig. Doch oft halten wir die Luft an, wenn wir uns anstrengen oder konzentrieren. Deshalb sollten Sie ganz besonders auf einen fließenden Atem achten. Atmen Sie am besten durch die Nase ein und durch den Mund wieder aus. Denken Sie auch daran, die Schultern dabei entspannt nach unten fallenzulassen. Die Schulterheber sind Atemhilfsmuskeln, die wir oft in Stresssituationen aktivieren und uns wundern, warum danach unser Nacken verspannt ist. Atmen Sie also bewusst ein und aus. Versuchen Sie sogar, immer etwas länger auszuatmen als Sie einatmen. Das entspannt Ihren Körper und Ihren Geist und kann den Puls und Blutdruck senken.

Tipp: Öffnen Sie am Morgen das Fenster und schnappen ein paar tiefe Atemzüge frische Luft, das belebt Ihren Körper und Geist.

Wahrnehmung

Wir denken im Alltag viel zu wenig daran, uns selbst wahrzunehmen. Schließen Sie einmal für einen kurzen Moment Ihre Augen ... Wie fühlen Sie sich? Fühlen Sie sich wohl in Ihrer Haut?

Oft fehlt uns die Fähigkeit, uns selbst wahrzunehmen – Bewegung erleichtert es allerdings, den eigenen Körper zu spüren. Nehmen Sie sich schon am Morgen die Zeit, sich wahrzunehmen. Ein gutes Körpergefühl ist die Grundlage für Ihre Figur und Ihre Gesundheit.

Führen Sie die Übungen am besten immer so aus, wie Sie sich wohlfühlen. Legen Sie eine Pause ein, wenn Sie eine benötigen und fühlen Sie sich nicht schlecht, wenn Sie eine einlegen müssen. Jeder Körper ist anders.

Aufwärmen

Handelt es sich bei dem Workout, das Sie sich heute ausgesucht haben, um eine längere Einheit, dann sollten Sie das folgende kurze Aufwärmtraining vorweg durchführen. Sie benötigen dafür nur circa fünf Minuten.

Sie können das kurze Aufwärmtraining auch wunderbar als »Warm-up« für den Tag nutzen. Vielleicht möchten Sie sich im Alltag zwischendurch immer mal wieder kurz bewegen – dann ist das Aufwärmtraining eine wunderbare Bewegungspause.

Trainingsdauer: 5–10 Minuten

Ellbogenkreise

1. Einen hüftbreiten Stand einnehmen. Die Hände an die Schultern legen.
2. Nun mit den Ellbogen Kreisbewegungen ausführen. Die Knie bleiben dabei leicht gebeugt.

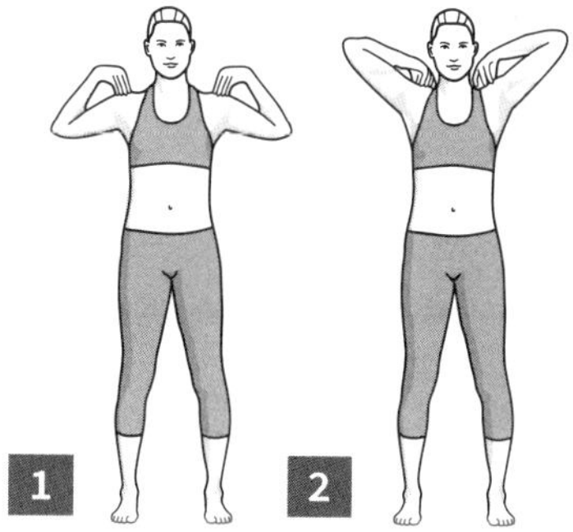

Rotation des Schultergürtels

1. Einen hüftbreiten, aufrechten Stand einnehmen. Beide Arme zur Seite ausstrecken. Eine Handfläche zeigt in Richtung Decke, die andere Handfläche in Richtung Boden. Der Kopf zeigt mit dem Blick zu der Handfläche, die in Richtung Boden geneigt ist.
2. Dann im fließenden Wechsel die Armposition tauschen und den Kopf zur anderen Seite drehen.

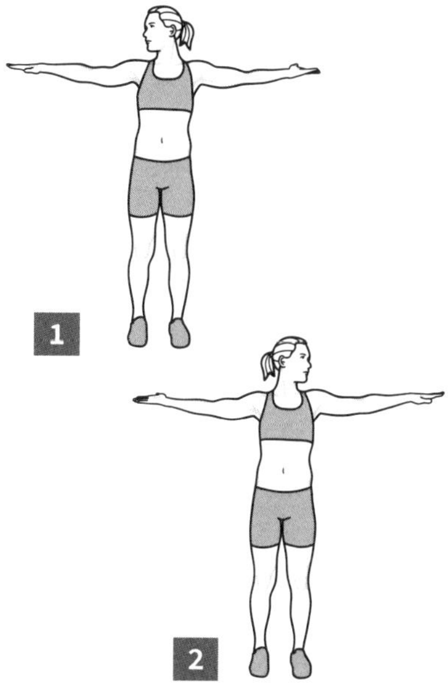

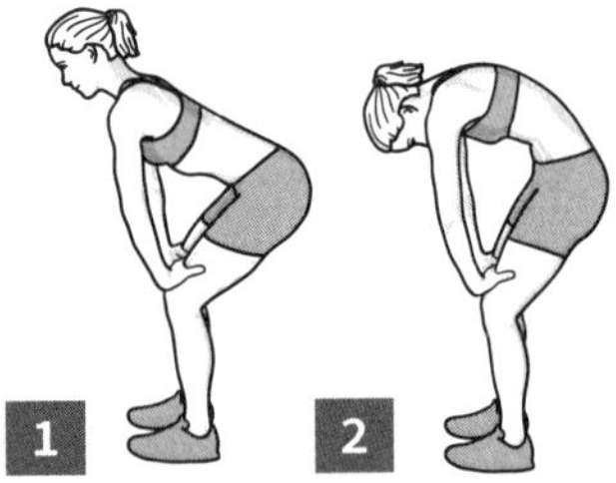

Wirbelsäulenmobilisation

1. Einen hüftbreiten Stand einnehmen. Den Oberkörper nach vorn beugen, die Knie gebeugt halten, das Gesäß nach hinten schieben. Der Rücken ist gerade. Beide Hände auf den Oberschenkeln abstützen, die Finger zeigen in Richtung Rumpf.
2. Nun den ganzen Rücken runden. Dabei das Kinn in Richtung Brustbein einrollen. Die Beugung und Streckung der Wirbelsäule im Wechsel ausführen.

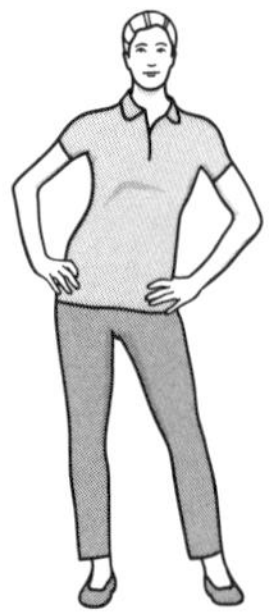

Hüftkreisen

Einen aufrechten Stand, etwas breiter als hüftbreit, einnehmen. Die Hände in die Hüften stützen. Nun mit dem Becken kleine Kreise zunächst im Uhrzeigersinn ausführen. Nach einiger Zeit die Richtung wechseln und die Hüften gegen den Uhrzeigersinn kreisen lassen.

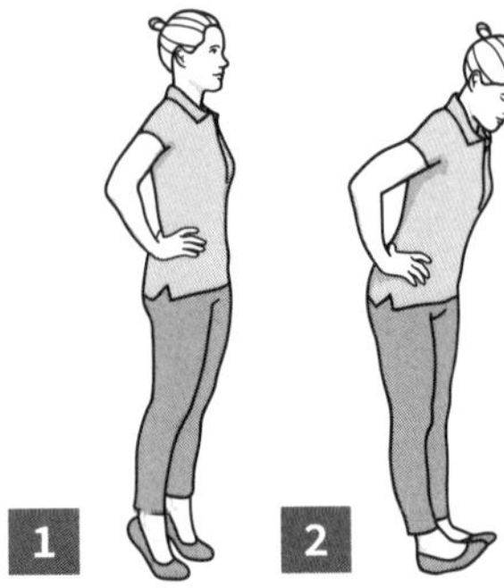

Auf den Füßen wippen

1. Einen hüftbreiten, aufrechten Stand einnehmen. Die Hände in die Seiten stützen.
2. Nun im Wechsel die Fersen und die Fußspitzen vom Boden abheben.

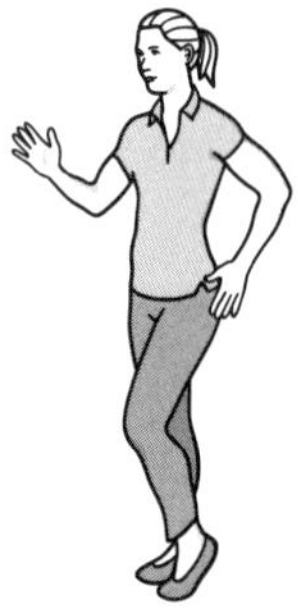

Auf der Stelle gehen

Einen aufrechten Stand einnehmen. Nun auf der Stelle gehen, dabei die Arme rechtwinklig und gegengleich neben dem Körper mitführen.

Der Aufbau der Morgengymnastik-Workouts

Jedes Workout ist übersichtlich aufgebaut, sodass Sie sich leicht zurechtfinden. Zunächst ist es überschrieben mit den folgenden Inhalten:

- **Thema:** Am Anfang steht das Thema, der Inhalt des Workouts.
- **Schwierigkeitsgrad 1/2/3:** Diese Zahl gibt einen Hinweis auf das Schwierigkeitslevel des Workouts. 1 bedeutet leicht, 2 bedeutet mittel und 3 bedeutet schwer.
- **Dauer:** Die Dauer des Workouts kann natürlich nur ungefähr angegeben werden. Sie variiert je nach Tempo der Übungsausführung und Pausengestaltung.

Danach folgt eine übersichtliche Tabelle mit sämtlichen Übungen des jeweiligen Workouts. So finden Sie auf einen Blick alle Informationen, die Sie für das gesamte Workout benötigen. Die Übungen sind in der Ausführungsreihenfolge durchnummeriert und sollten von oben nach unten ausgeführt werden. Hier eine Beispieltabelle:

	Übungen	Wiederholungen/ Belastungszeit	Sätze	Seite
1	Armschwünge	15 Wdh.	1	118
2	Mobilisation der Hüftgelenke	15 Wdh.	1	119
3	Ausfallschritt	15 Wdh.	2	125
4	Oberkörper-Lift	15 Wdh.	2	130
5	Walking Plank	10 Wdh.	2	134

- **Übungen:** Die Übungsausführungen sind in Kapitel 1 und 3 beschrieben.
- **Wiederholungen/Belastungszeit:** Diese Angaben sind natürlich nur eine ungefähre Angabe, die Sie individuell variieren können.
- **Sätze:** Sätze bezeichnen die Durchgänge der einzelnen Übungen. Sind mehrere Sätze bei einer Übung gefordert, dann machen Sie zwischen den einzelnen Durchgängen circa 30 Sekunden Pause. Bei einer Übung mit 2 Sätzen und 20 Wiederholungen würde dies folgendermaßen aussehen: 20 Wiederholungen der Übung – 30 Sekunden Pause – 20 Wiederholungen der Übung.
- **Seite:** Am Ende des Buches finden Sie auf der angegebenen Seite die Übungsausführungen genau beschrieben. Lesen Sie sich diese gewissenhaft durch, bevor Sie mit dem Training beginnen, dann können Sie Ihr Workout danach flüssig und ohne lange Pausen genießen.

Im Anschluss an die jeweilige Tabelle finden Sie die entsprechenden Illustrationen der einzelnen Übungen. So erkennen Sie direkt, wie Sie die Übungen auszuführen haben. Um ein verletzungsfreies Training zu garantieren, lesen Sie sich aber dennoch die jeweiligen Übungsbeschreibungen in Kapitel 3 durch.

Dauer des Trainings

Die 50 Workouts sind in kurze, zeitsparende Einheiten für zwischendurch und längere Trainingseinheiten von 15 bis 30 Minuten eingeteilt.

Wählen Sie also nach Lust und Laune aus. Haben Sie heute Morgen nur ein kleines Zeitfenster für Bewegung oder möchten Sie heute »nur« ein kurzes Training absolvieren, dann stöbern Sie in den Übungen mit einer Trainingsdauer von fünf bis zehn Minuten. Planen Sie ein längeres Workout, dann wählen Sie ein Training mit einer Dauer von 15, 20 oder mehr Minuten.

Achten Sie bei Ihrem Training auf viel Abwechslung und probieren Sie deshalb ruhig irgendwann einmal alle Workouts aus. Seien Sie aufgeschlossen und wagen Sie sich auch an Workouts, an die Sie sich sonst nicht getraut hätten. Sie werden überrascht sein, zu was Sie fähig sind und wie viel Spaß ein abwechslungsreiches Training bereiten kann.

Tipp: Spannend ist es, wenn Sie ganz zufällig eine Seite des Buches aufschlagen und das dortige Training als »Ihr« heutiges Guten-Morgen-Workout durchführen. Sie werden feststellen, dass das zufällig gewählte Training meist zu Ihrer aktuellen Tagesverfassung passt!

Ernährung

Nicht nur Sport und aktive Bewegung spielen eine wichtige Rolle, wenn es darum geht, Ihre Gesundheit zu verbessern und die gewünschten Ziele zu erreichen, sondern auch die Ernährung. Doch wie können Sie Ihre Ernährung optimieren, um das Beste aus den Workouts herauszuholen?

Zunächst einmal ist es wichtig, auf die Qualität der Lebensmittel zu achten und möglichst frische, unverarbeitete Nahrungsmittel zu wählen. Diese sind reich an Nährstoffen und können Ihnen dabei helfen, Ihre Gesundheit zu verbessern und das Risiko von chronischen Krankheiten zu senken. Außerdem sollten Sie unbedingt regelmäßig essen. Wenn Sie sich bewusst ernähren und auf Ihre Bedürfnisse abgestimmte Mahlzeiten und Snacks planen, können Sie Ihren Körper mit den Nährstoffen versorgen, die er braucht, um optimal zu funktionieren. Dies ist unerlässlich, wenn Sie regelmäßig Sport treiben und Ihren Körper entsprechend fordern.

Vor und nach dem Training ist es wichtig, ausreichend zu trinken, um den Flüssigkeitsverlust auszugleichen. Trinken Sie daher bitte immer genug Wasser oder andere hydratisierende Getränke, wie ungesüßten Tee oder leichte Fruchtsaftschorlen.

Eine ausgewogene Ernährung, die reich an Proteinen, gesunden Fetten und komplexen Kohlenhydraten ist, kann dazu beitragen, die Muskeln zu stärken und zu reparieren und Ihnen die Energie zu geben, die Sie für Ihre Workouts brauchen. Proteine sind erforderlich, um den Muskelaufbau und die Muskelreparatur zu unterstützen, während gesunde Fette und komplexe Kohlenhydrate dazu beitragen, die Energiereserven aufzufüllen und zu stabilisieren.

Bedenken Sie dabei bitte, dass jeder Mensch anders ist und es keine »allgemeine« Lösung gibt. Was für den einen gut funktioniert, muss nicht unbedingt auch für den anderen geeignet sein. Das gilt zum Beispiel auch für das Frühstück. Frühstücken Sie gerne, dann tun Sie es unbedingt. Möchten Sie erst später am Tag etwas essen, dann ist das natürlich auch in Ordnung. Außerdem ist es sinnvoll, sich nicht zu sehr auf ein bestimmtes Nahrungsmittel oder eine bestimmte Ernährungsweise zu versteifen. Stattdessen sollten Sie eine ausgewogene, abwechslungsreiche Ernährung anstreben. Indem Sie sich an die Empfehlungen für eine gesunde Ernährung halten und aus einer Vielzahl von Lebensmitteln auswählen, können Sie sicherstellen, dass Sie alle Nährstoffe erhalten, die Sie brauchen, um gesund zu bleiben.

Auch wenn es manchmal schwierig sein kann, eine gesunde Ernährung in den Alltag zu integrieren, lohnt es sich auf lange Sicht. Mit der richtigen Ernährung können Sie Ihr Energielevel erhöhen, Ihre geistigen Fähigkeiten verbessern und das Risiko von chronischen Krankheiten senken.

Es ist also definitiv die Mühe wert, sich die Zeit zu nehmen und sich bewusst zu ernähren.

Die Workouts

2

1 Aktiv in den Tag

Trainingsdauer: 10 Minuten

1 **2** 3

	Übungen	Wiederholungen/ Belastungszeit	Sätze	Seite
1	Armschwünge	1 Min.	1	118
2	Auf der Stelle gehen	1 Min.	1	10
3	Diagonales Knieheben	1 Min.	1	123
4	Ausfallschritt	je 15 Wdh.	2	125
5	Armschere in Kniebeugeposition	20 Sek.	2	131
6	Dehnung der Brustmuskulatur	1 Min.	1	136

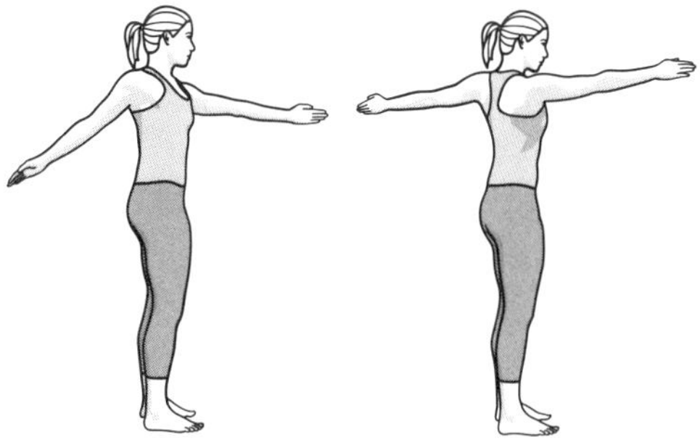

1 Armschwünge

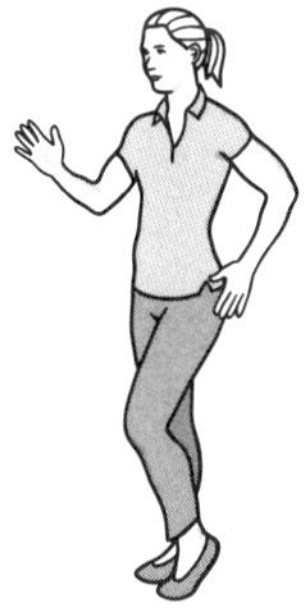

2 Auf der Stelle gehen

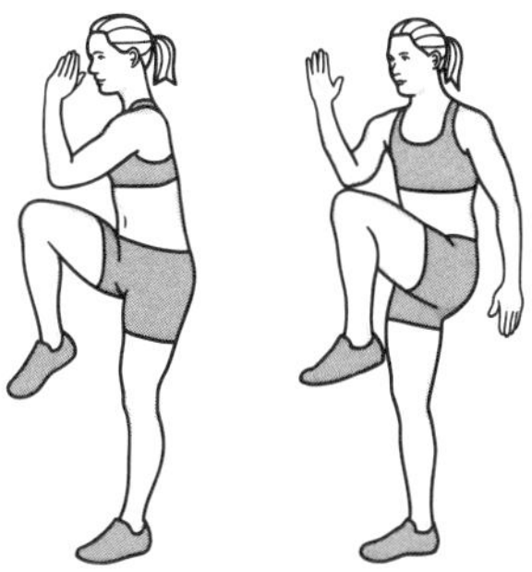

3 Diagonales Knieheben

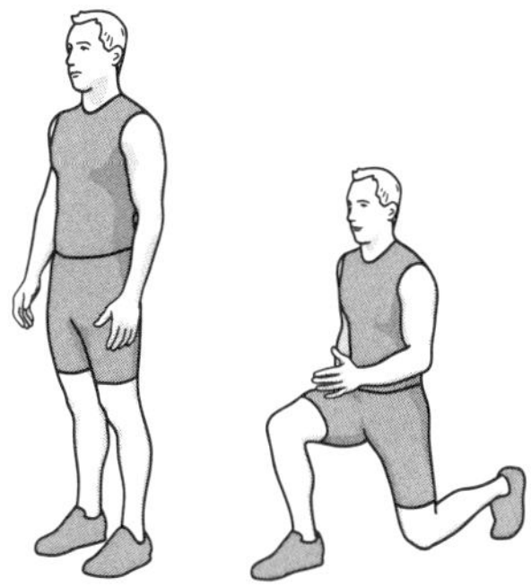

4 Ausfallschritt

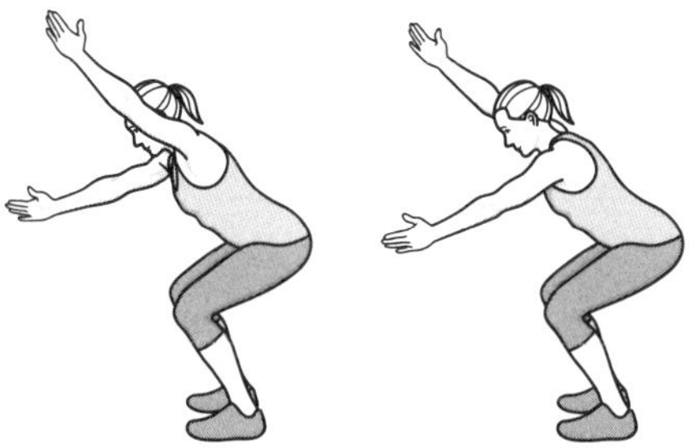

5 Armschere in Kniebeugeposition

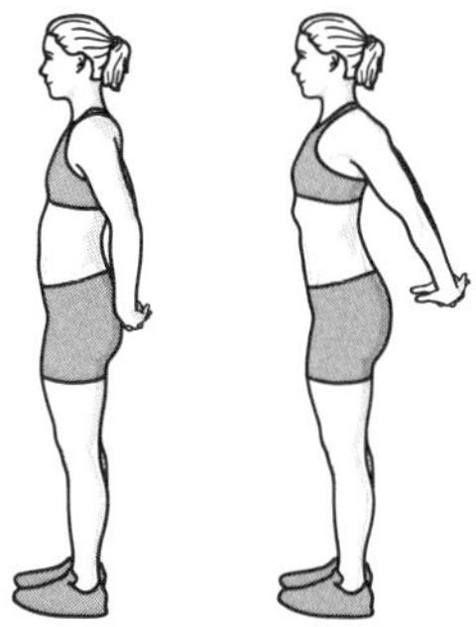

6 Dehnung der Brustmuskulatur

2 Mit wohligem Gefühl in den Tag

Trainingsdauer: 10 Minuten

1 2 3

	Übungen	Wiederholungen/ Belastungszeit	Sätze	Seite
1	Wirbelsäulenmobilisation	15 Wdh.	2	10
2	Hüftkreisen	15 Wdh.	2	10
3	Auf den Füßen wippen	30 Wdh.	2	10
4	Diagonales Knieheben	je 15 Wdh.	2	123
5	Beinheben seitlich	je 15 Wdh.	2	125
6	Nackendehnung im Stehen	je 1 Min.	1	139
7	Dehnung der Brustmuskulatur	1 Min.	1	136

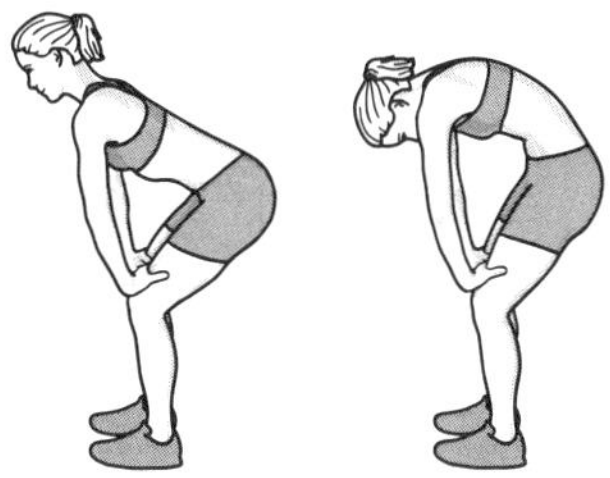

1 Wirbelsäulenmobilisation

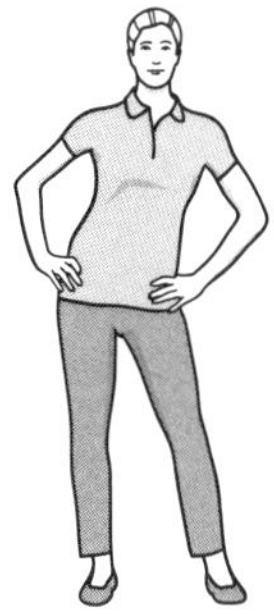

2 Hüftkreisen

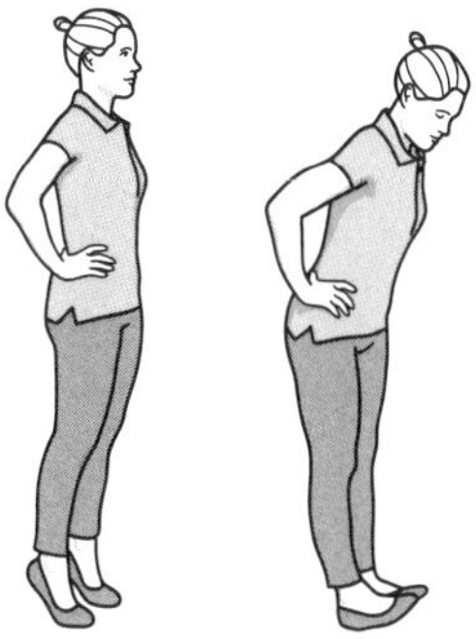

3 Auf den Füßen wippen

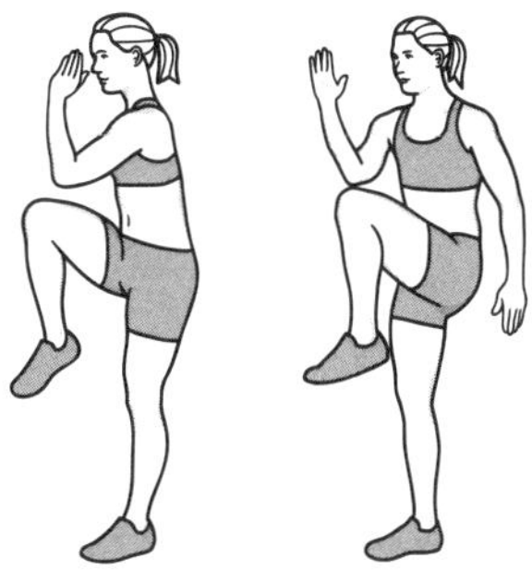

4 Diagonales Knieheben

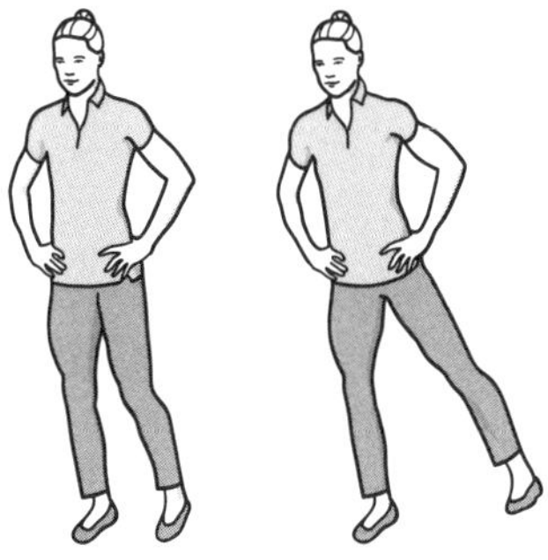

5 Beinheben seitlich

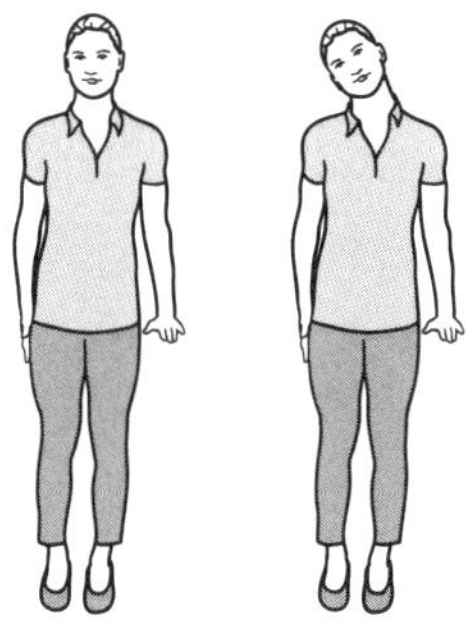

6 Nackendehnung im Stehen

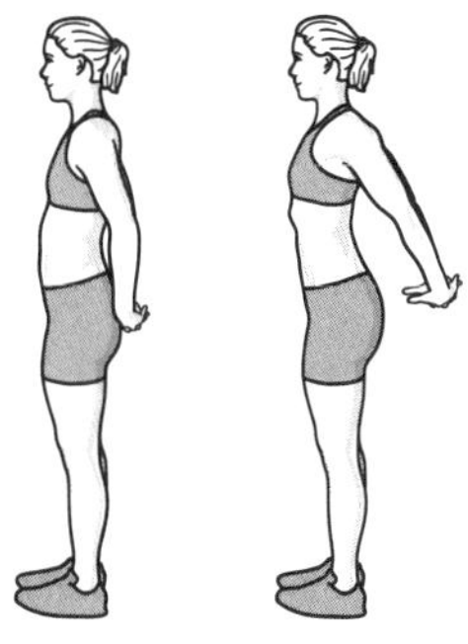

7 Dehnung der Brustmuskulatur

3 Mobil in den Tag

Trainingsdauer: 10 Minuten

1 2 3

	Übungen	Wiederholungen/ Belastungszeit	Sätze	Seite
1	Ellbogenkreise	30 Wdh.	2	9
2	Armschwünge	1 Min.	2	118
3	Armschwünge beidarmig	1 Min.	2	118
4	Knie hochziehen	je 15 Wdh.	2	120
5	Auf den Füßen wippen	30 Wdh.	2	10
6	Räkeln und strecken	1 Min.	2	121

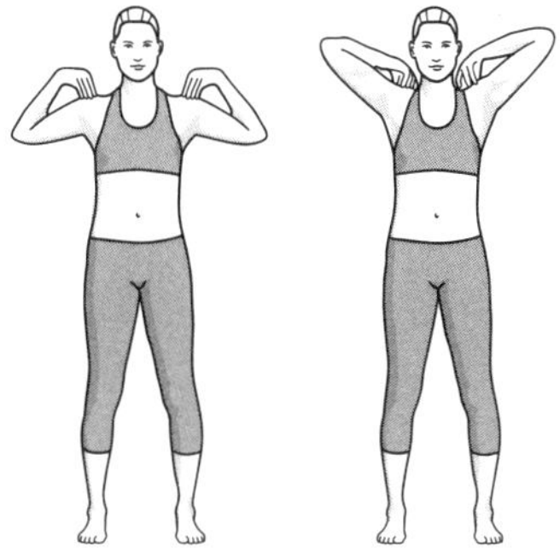

1 Ellbogenkreise

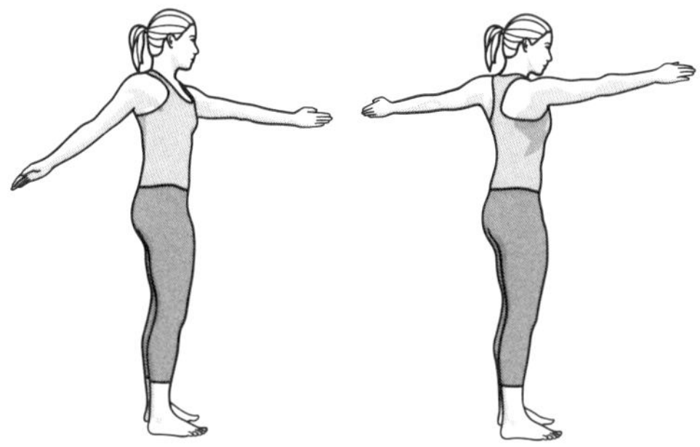

2 Armschwünge

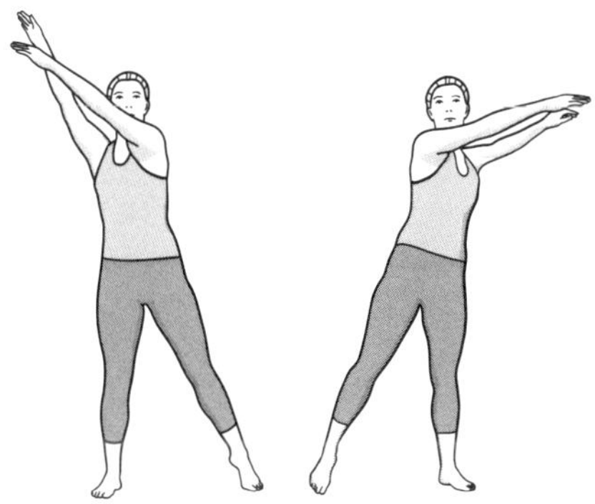

3 Armschwünge beidarmig

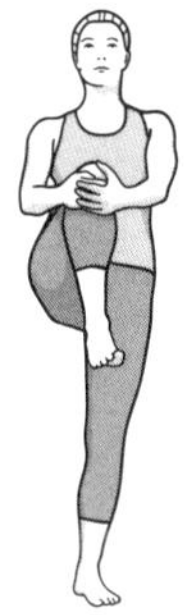

4 Knie hochziehen

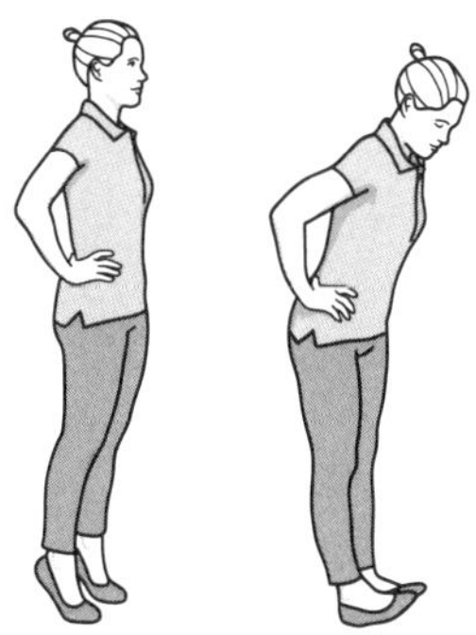

5 Auf den Füßen wippen

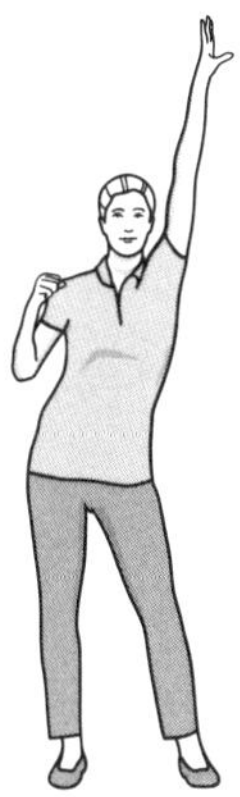

6 Räkeln und strecken

4 Ausdauernd in den Tag

Trainingsdauer: 15 Minuten

1 **2** 3

	Übungen	Wiederholungen/ Belastungszeit	Sätze	Seite
1	Armschwünge beidarmig	1 Min.	3	118
2	Auf der Stelle gehen	1 Min.	3	10
3	Diagonales Knieheben	1 Min.	3	123
4	Auf der Stelle laufen	1 Min.	3	124
5	Dehnung der Beinrückseite im Stand	je 1 Min.	1	135

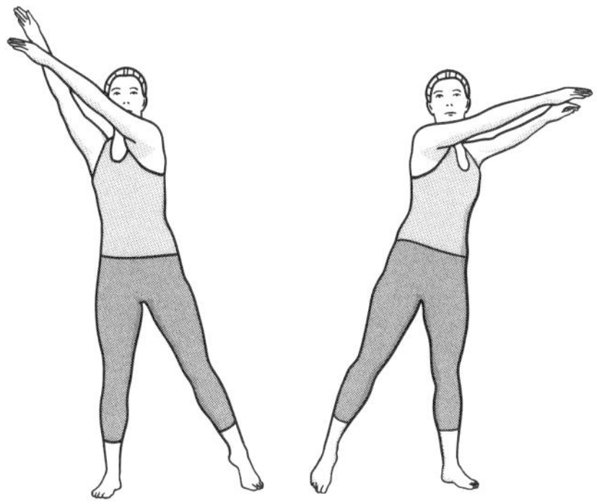

1 Armschwünge beidarmig

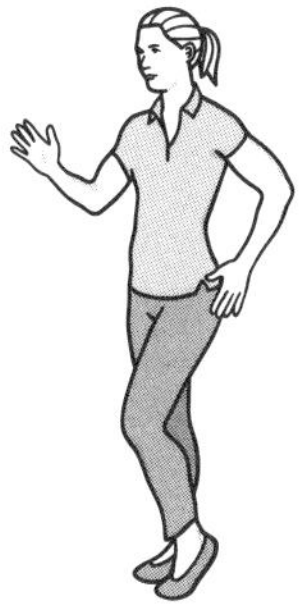

2 Auf der Stelle gehen

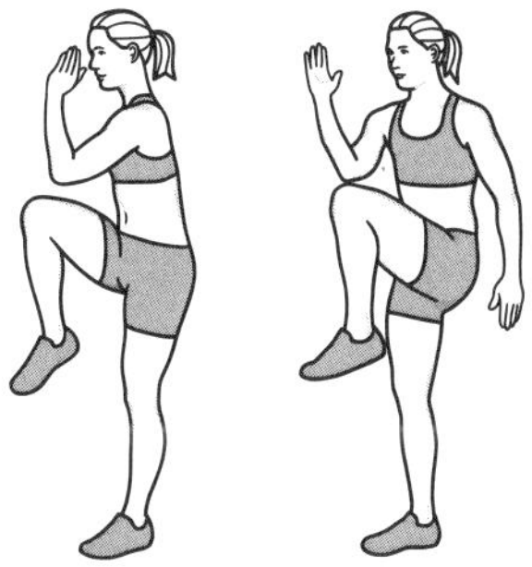

3 Diagonales Knieheben

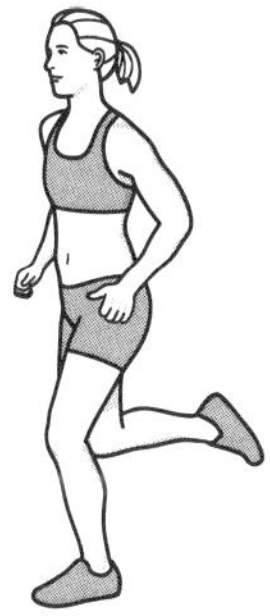

4 Auf der Stelle laufen

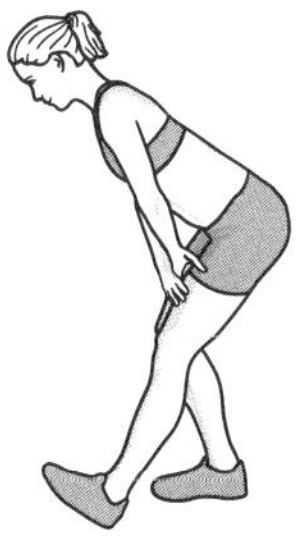

5 Dehnung der Beinrückseite im Stand

5 Gedehnt in den Tag

Trainingsdauer: 15 Minuten

1 **2** 3

	Übungen	Wiederholungen/ Belastungszeit	Sätze	Seite
1	Päckchenstellung	1 Min.	1	140
2	Rolling like a ball	6–8 Wdh.	1	121
3	Seitneigung im Schneidersitz	je 1 Min.	1	123
4	Brustbein heben im Schneidersitz	6–8 Wdh.	1	119
5	Rotation im Sitzen	je 1 Min.	1	139
6	Dehnung der Hüftbeuger	je 1 Min.	1	137
7	Dehnung der Oberschenkelrückseite	je 1 Min.	1	137
8	Seitdehnung mit gekreuztem Bein	je 1 Min.	1	139
9	Dehnung der Brustmuskulatur	1 Min.	1	136

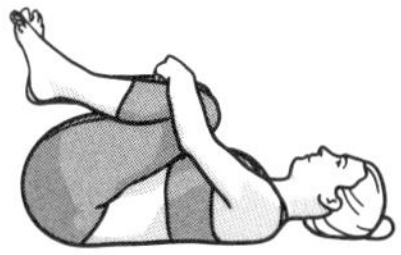

1 Päckchenstellung

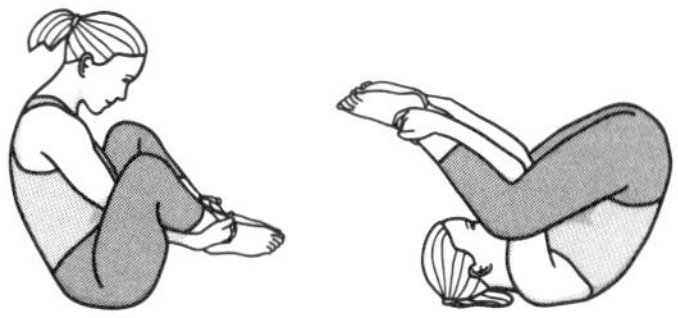

2 Rolling like a ball

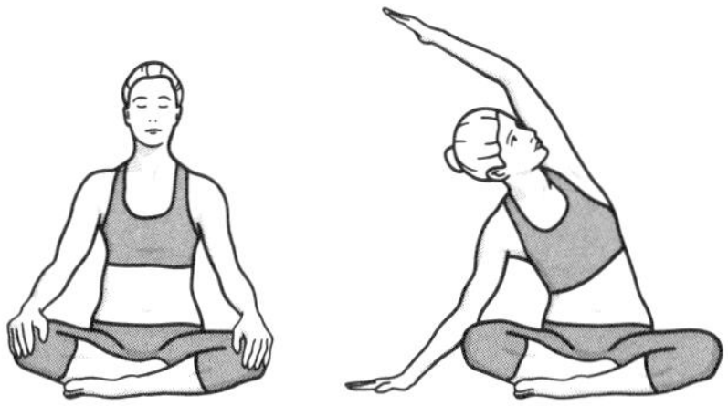

3 Seitneigung im Schneidersitz

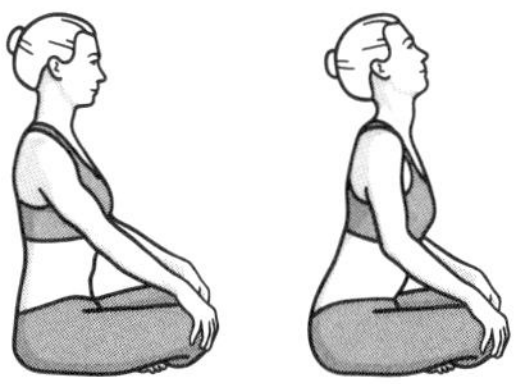

4 Brustbein heben im Schneidersitz

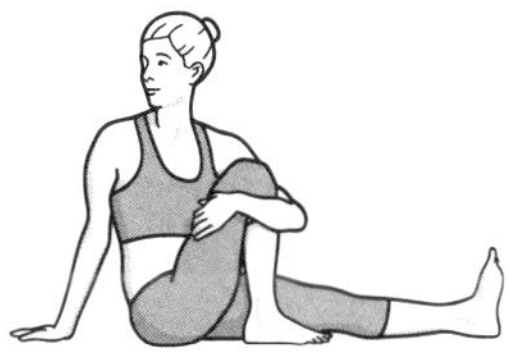

5 Rotation im Sitzen

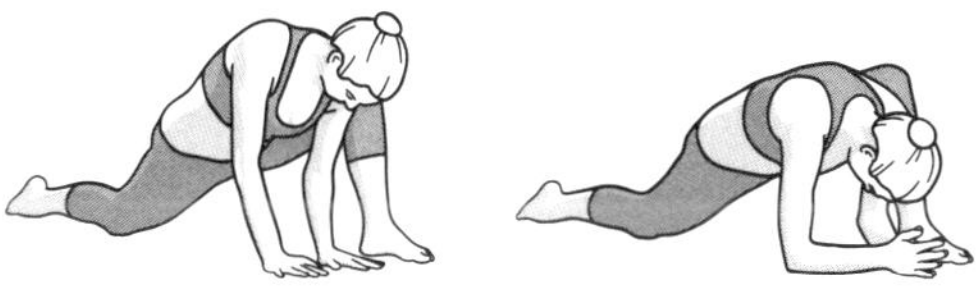

6 Dehnung der Hüftbeuger

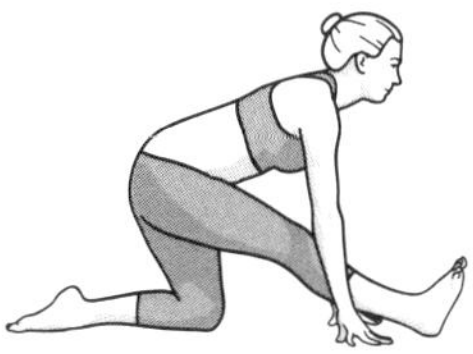

7 Dehnung der Oberschenkelrückseite

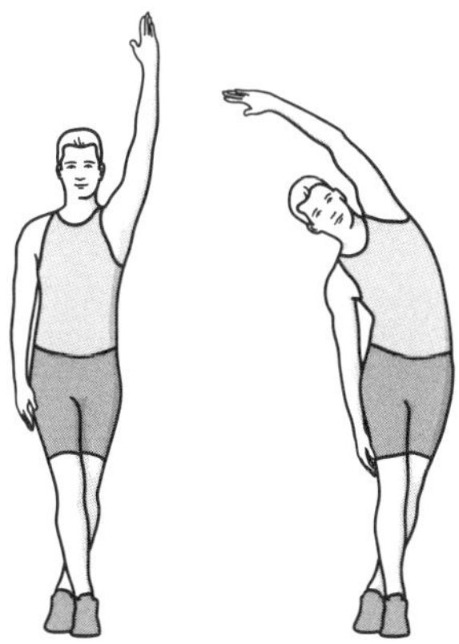

8 Seitdehnung mit gekreuztem Bein

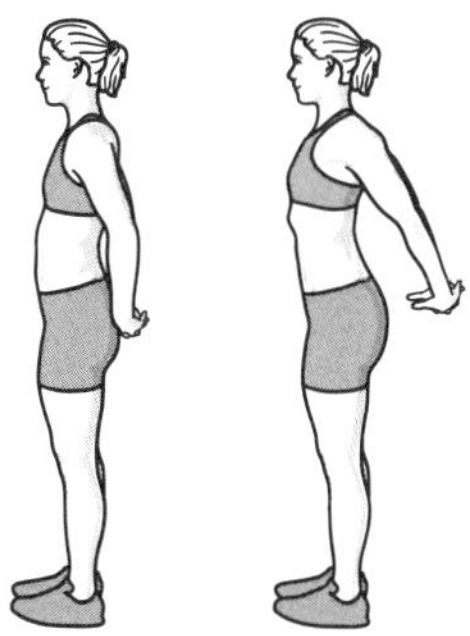

9 Dehnung der Brustmuskulatur

6 Gestärkt in den Tag

Trainingsdauer: 20 Minuten

1 2 **3**

	Übungen	Wiederholungen/ Belastungszeit	Sätze	Seite
1	Auf der Stelle gehen	3 Min.	1	10
2	Ausfallschritt mit Rotation	je 15 Wdh.	2	125
3	Standwaage mit abgestütztem Arm	je 15 Wdh.	2	142
4	Plank	1 Min.	2	132
5	Seitstütz mit Beinheben	je 15 Wdh.	2	133
6	Diagonaler Crunch	je 15 Wdh.	2	132
7	Hüftbeugerdehnung in Seitlage	je 1 Min.	1	137

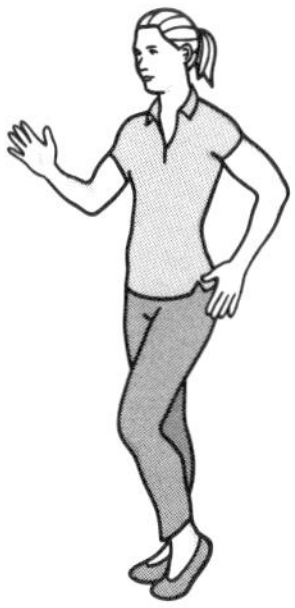

1 Auf der Stelle gehen

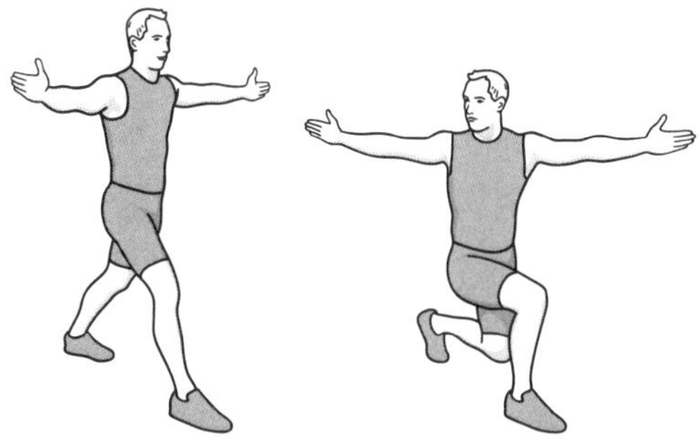

2 Ausfallschritt mit Rotation

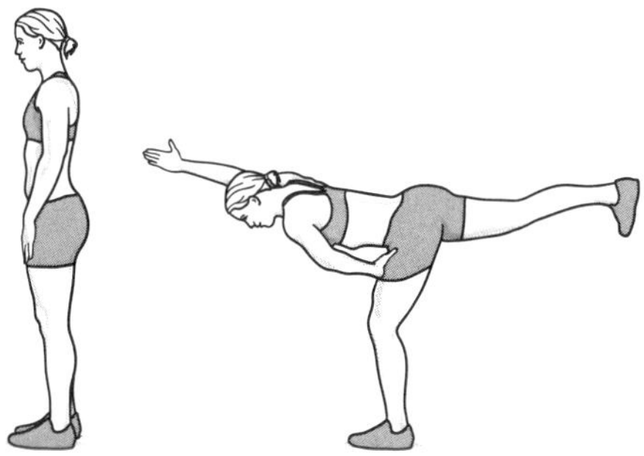

3 Standwaage mit abgestütztem Arm

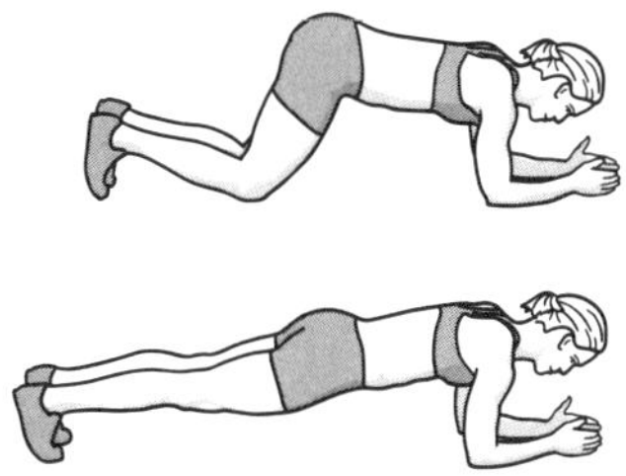

4 Plank

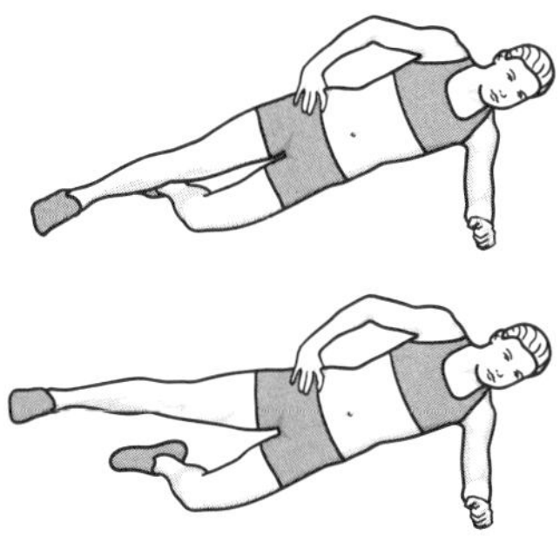

5 Seitstütz mit Beinheben

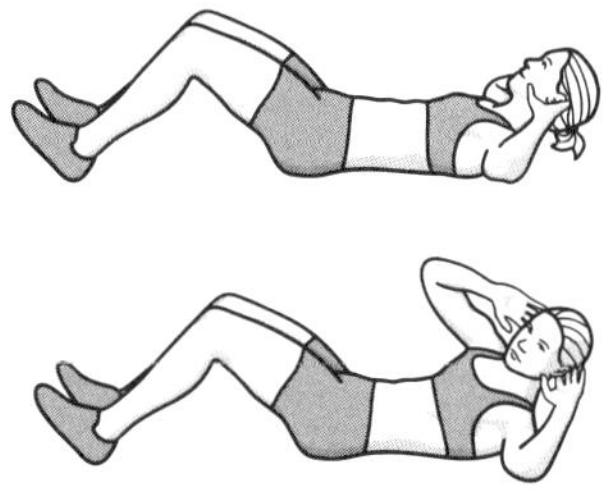

6 Diagonaler Crunch

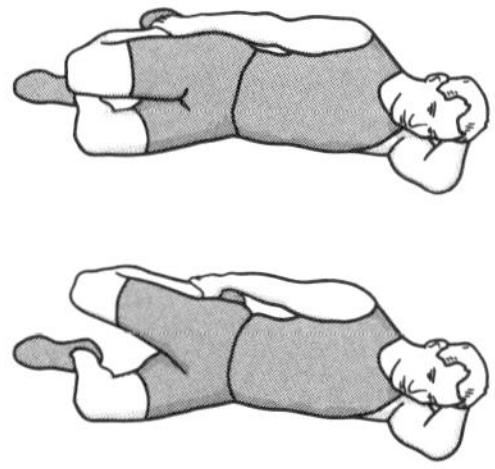

7 Hüftbeugerdehnung in Seitlage

7 Vital in den Tag

Trainingsdauer: 10 Minuten

1 2 3

	Übungen	Wiederholungen/ Belastungszeit	Sätze	Seite
1	Armkoordination	je 30 Sek.	2	141
2	Armschwünge	30 Sek.	2	118
3	Diagonales Knieheben	je 15 Wdh.	2	123
4	Baum	je 30 Sek.	2	141
5	Schütteln	2 Min.	1	122
6	Aufrechte Haltung	1 Min.	1	140

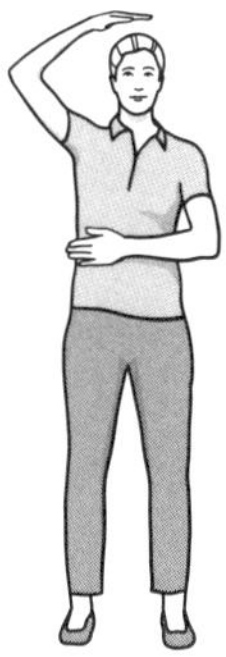

1 Armkoordination

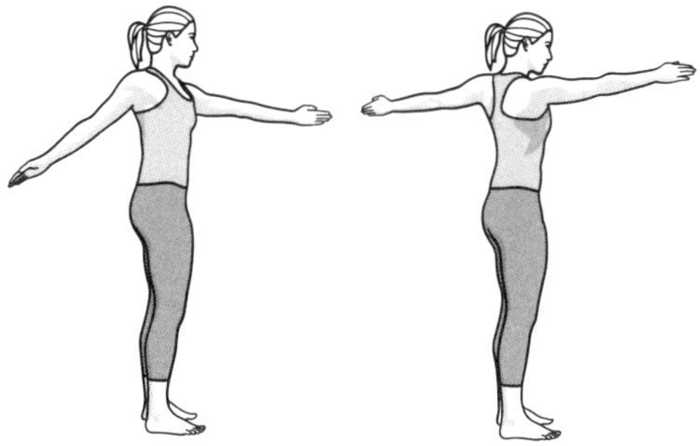

2 Armschwünge

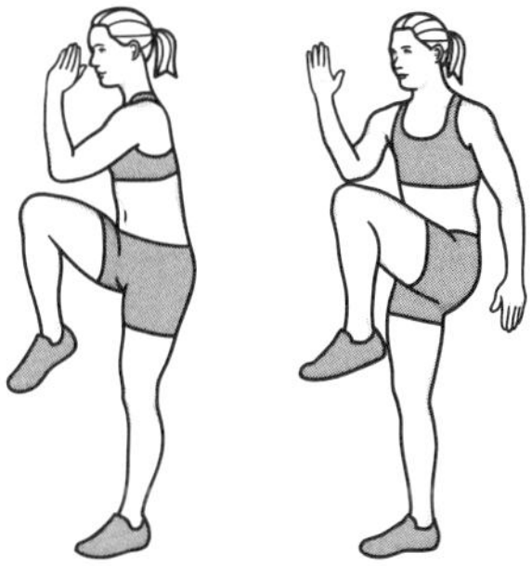

3 Diagonales Knieheben

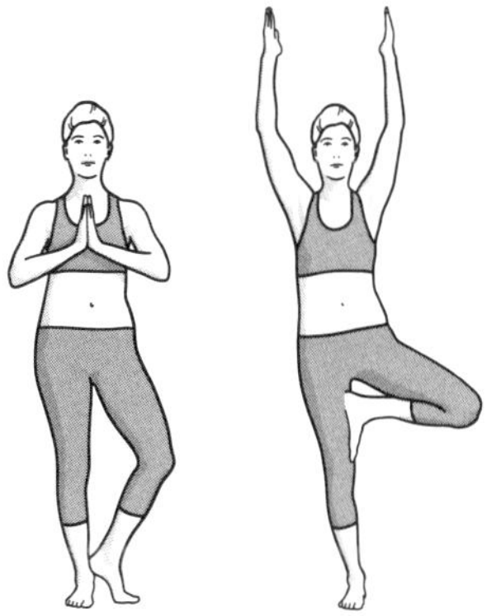

4 Baum

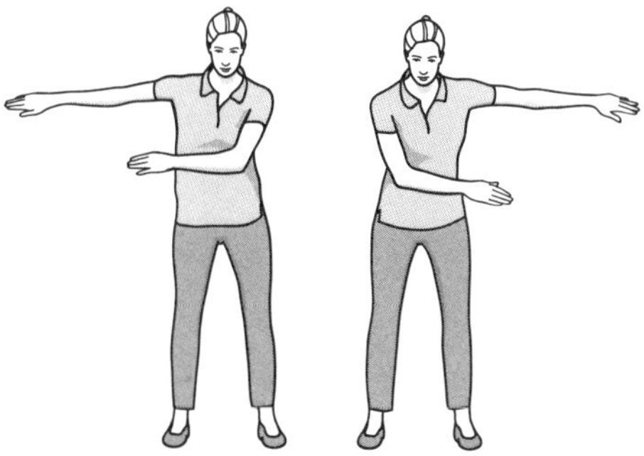

5 Schütteln

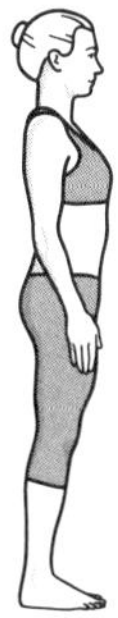

6 Aufrechte Haltung

8 Fit in den Tag

Trainingsdauer: 15 Minuten

1 2 **3**

	Übungen	Wiederholungen/ Belastungszeit	Sätze	Seite
1	Auf der Stelle gehen	2 Min.	1	10
2	Kniebeuge	20 Wdh.	2	127
3	Beinheben seitlich	je 20 Wdh.	2	125
4	Plank	30 Sek.	2	132
5	Seitlicher Ellbogenstütz mit Rotation	je 15 Wdh.	2	131
6	Brücke	20 Wdh.	2	126
7	Dehnung des Gesäßes	je 1 Min.	1	136
8	Hüftbeugerdehnung in Seitlage	je 1 Min.	1	137

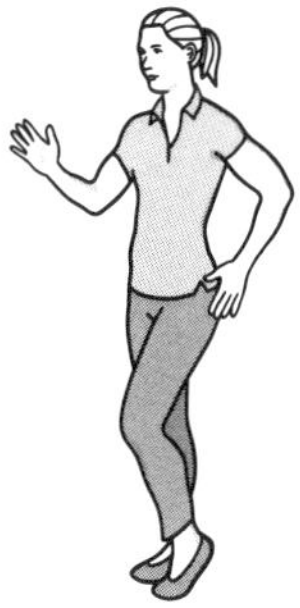

1 Auf der Stelle gehen

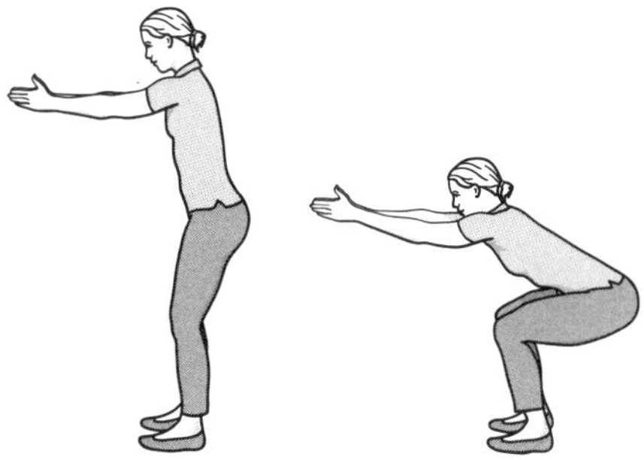

2 Kniebeuge

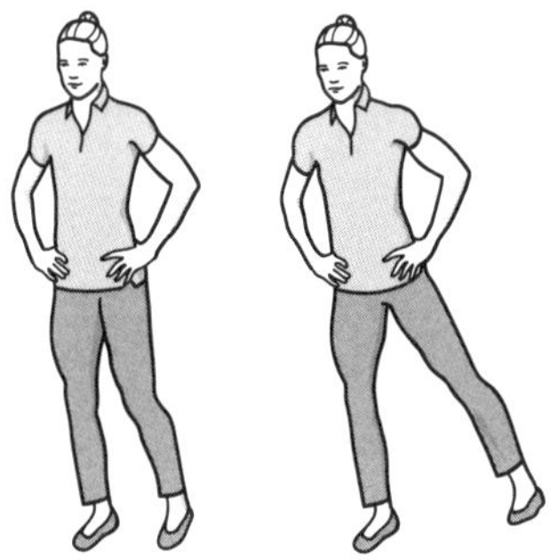

3 Beinheben seitlich

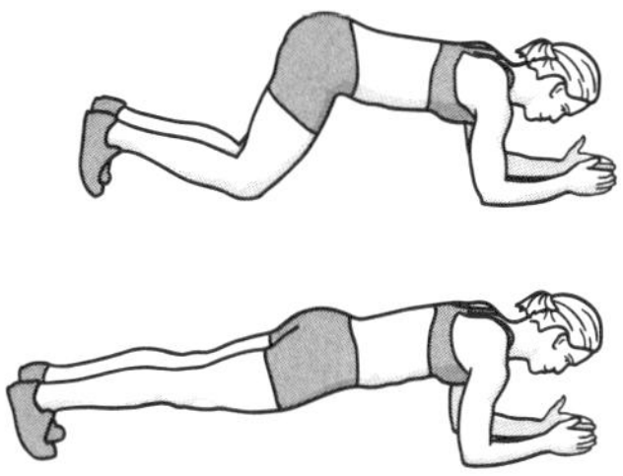

4 Plank

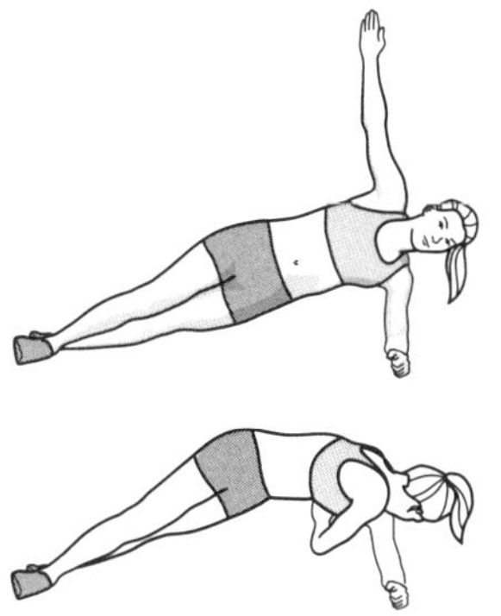

5 Seitlicher Ellbogenstütz mit Rotation

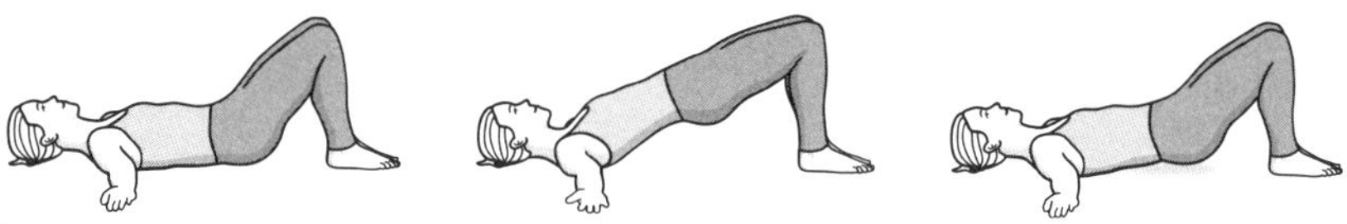

6 Brücke

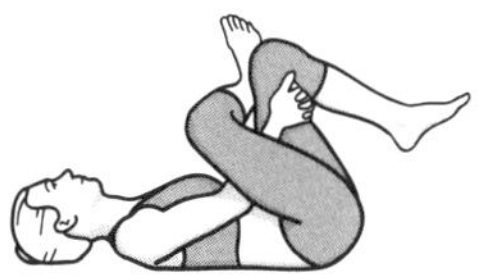

7 Dehnung des Gesäßes

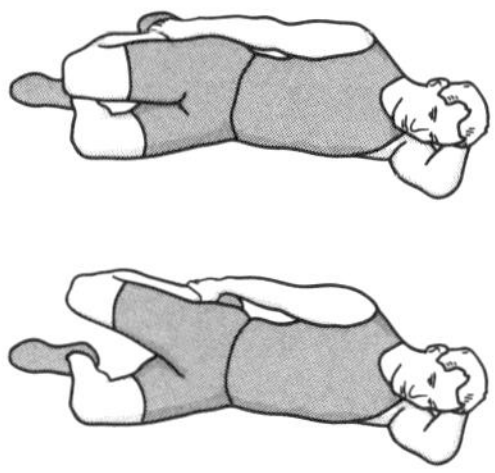

8 Hüftbeugerdehnung in Seitlage

9 Geschmeidig in den Tag

Trainingsdauer: 15 Minuten

1 **2** 3

	Übungen	Wiederholungen/ Belastungszeit	Sätze	Seite
1	Ellbogenkreise	30 Wdh.	1	9
2	Armschwünge	1 Min.	1	118
3	Knie hochziehen	je 15 Wdh.	1	120
4	Hüftkreisen	15 Wdh.	1	10
5	Katze-Kuh	15 Wdh.	1	120
6	Hüftmobilisation im Sitzen	1 Min.	1	120
7	Rolling like a ball	1 Min.	1	121
8	Entspannung in Rückenlage	2 Min.	1	140

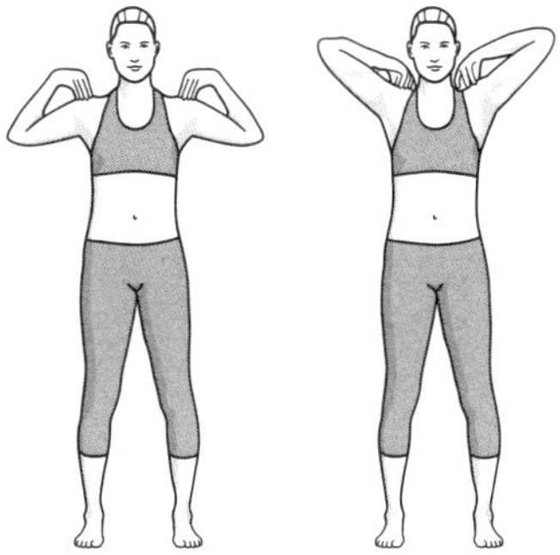

1 Ellbogenkreise

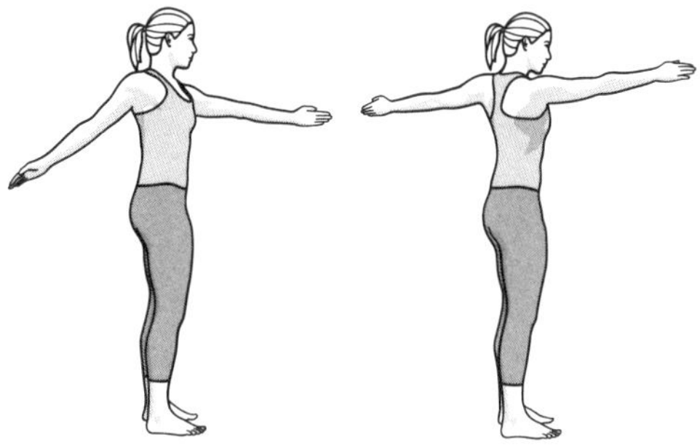

2 Armschwünge

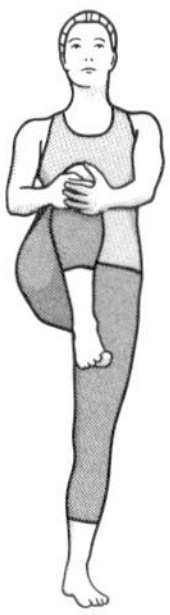

3 Knie hochziehen

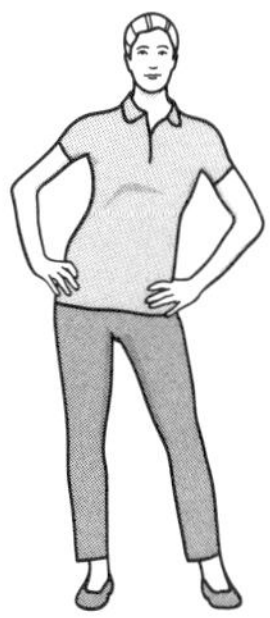

4 Hüftkreisen

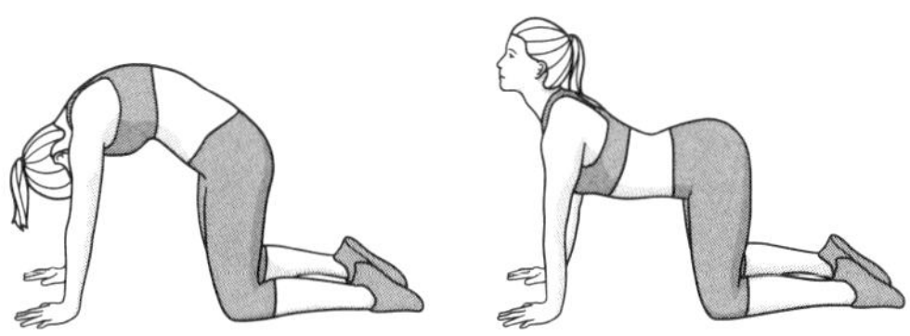

5 Katze-Kuh

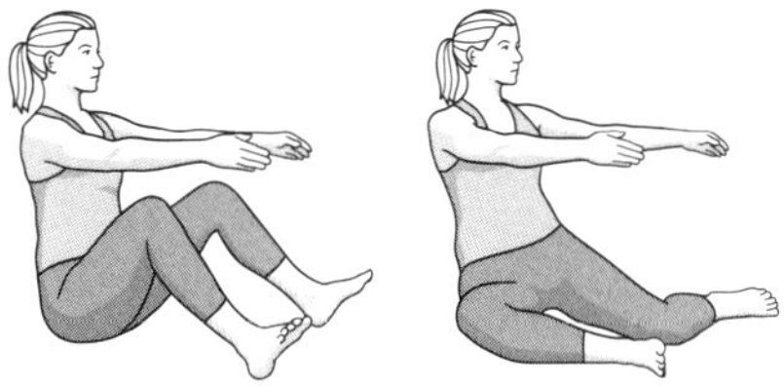

6 Hüftmobilisation im Sitzen

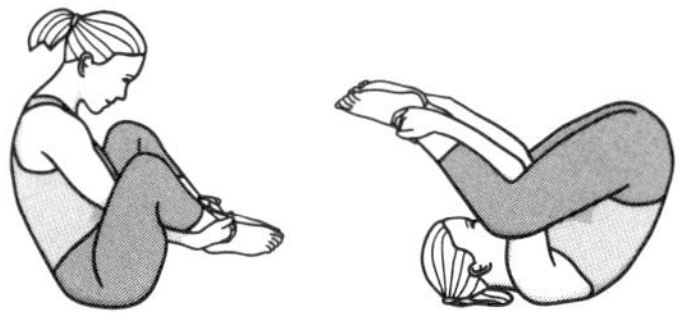

7 Rolling like a ball

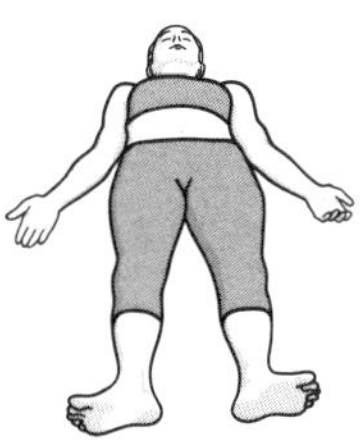

8 Entspannung in Rückenlage

10 Aufgeweckt in den Tag

Trainingsdauer: 15 Minuten

1 2 3

	Übungen	Wiederholungen/ Belastungszeit	Sätze	Seite
1	Schütteln	2 Min.	1	122
2	Seitneigung	je 15 Wdh.	1	123
3	Beugung und Streckung der Brustwirbelsäule	15 Wdh.	1	118
4	Rumpfrotation	je 15 Wdh.	1	121
5	Auf den Füßen wippen	je 15 Wdh.	1	10
6	Diagonales Knieheben	je 15 Wdh.	1	123
7	Einbeinstand mit überkreuzten Armen	je 30 Sek.	1	141

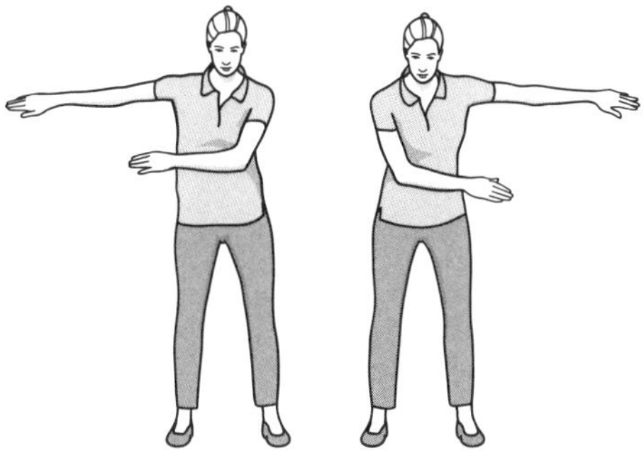

1 Schütteln

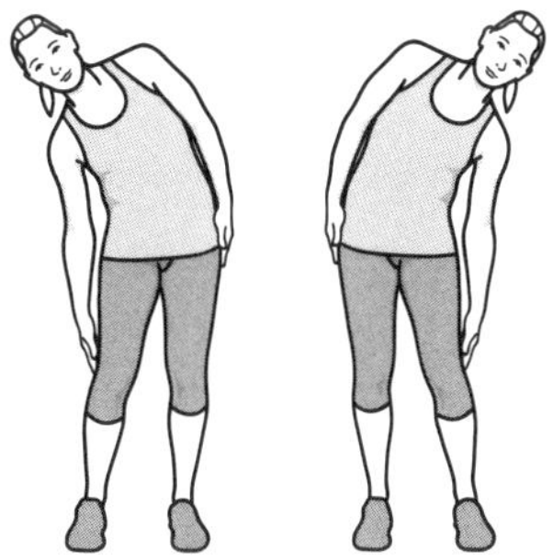

2 Seitneigung

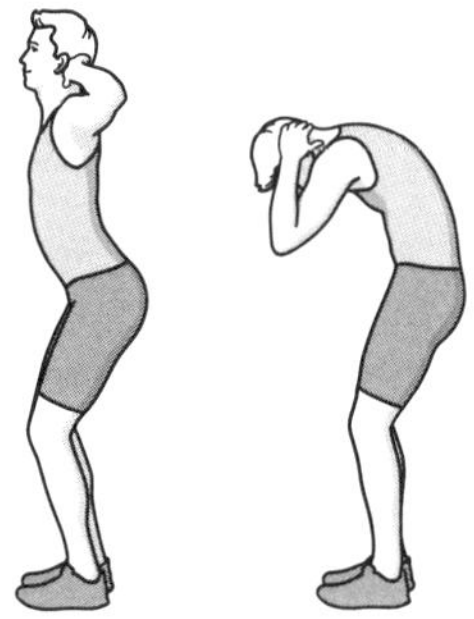

3 Beugung und Streckung der Brustwirbelsäule

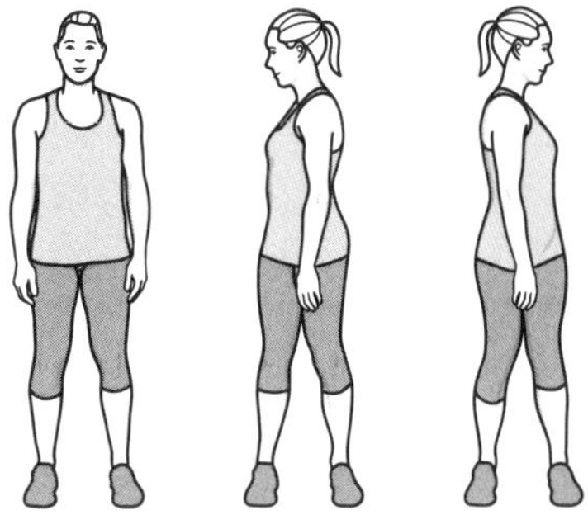

4 Rumpfrotation

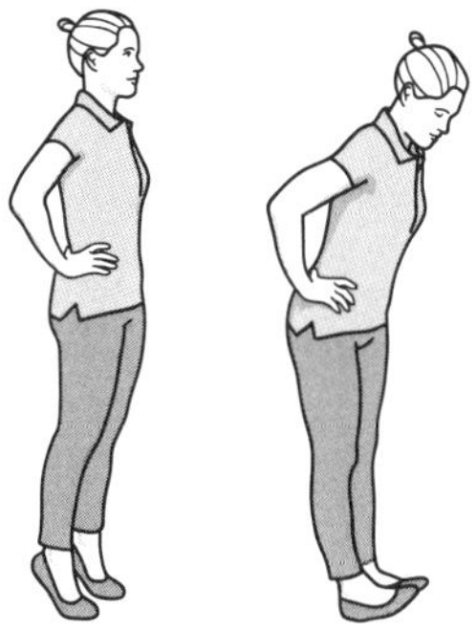

5 Auf den Füßen wippen

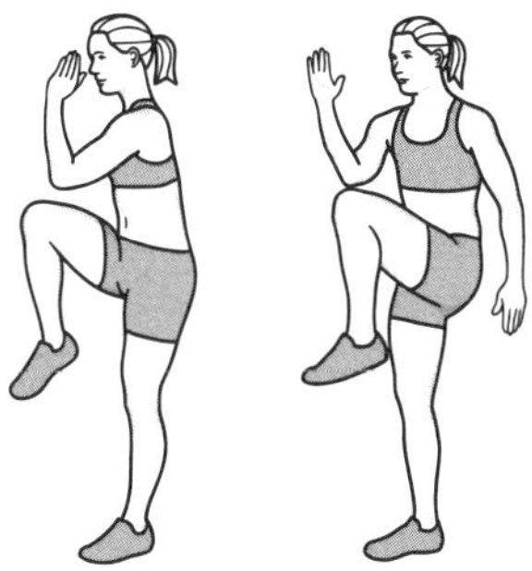

6 Diagonales Knieheben

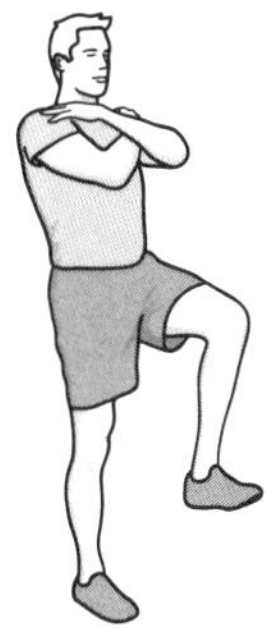

7 Einbeinstand mit überkreuzten Armen

11 Morgengruß

Trainingsdauer: 10 Minuten

1 **2** 3

	Übungen	Wiederholungen/ Belastungszeit	Sätze	Seite
1	Roll down	10 Wdh.	1	121
2	Dehnung der Hüftbeuger	je 1 Min.	1	137
3	Oberkörper-Lift	8 Wdh.	1	130
4	Seitneigung im Schneidersitz	je 1 Min.	1	123
5	Rotation im Sitzen	je 1 Min.	1	139
6	Rolling like a ball	8 Wdh.	1	121
7	Aufrechte Haltung	1 Min.	1	140

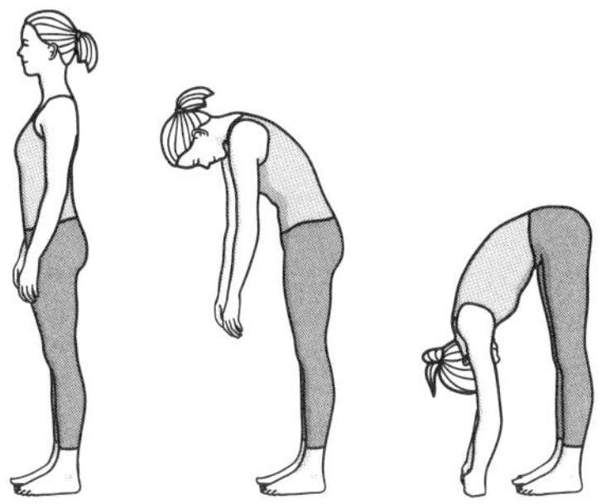

1 Roll down

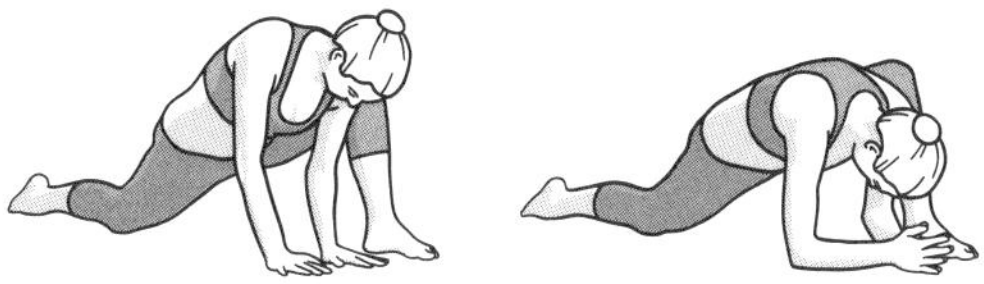

2 Dehnung der Hüftbeuger

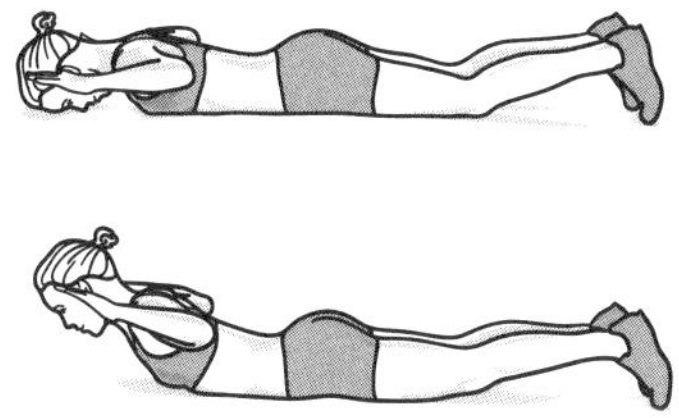

3 Oberkörper-Lift

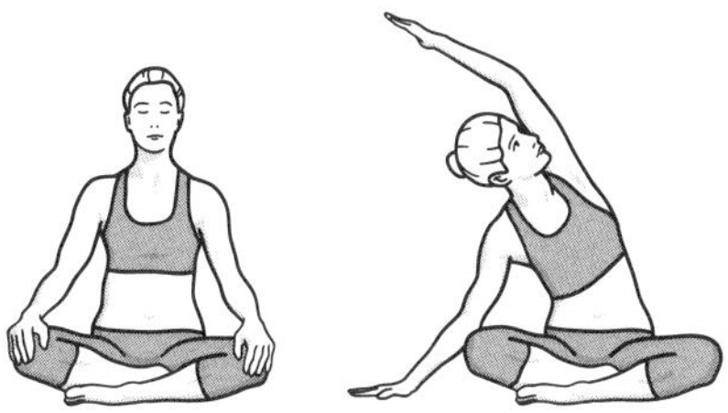

4 Seitneigung im Schneidersitz

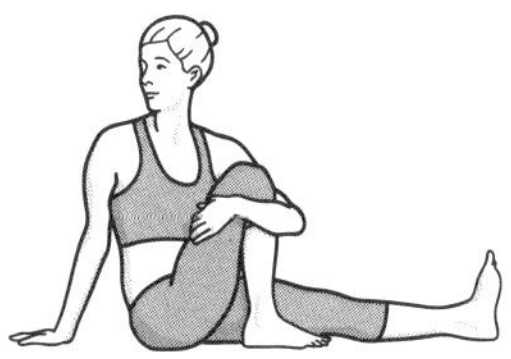

5 Rotation im Sitzen

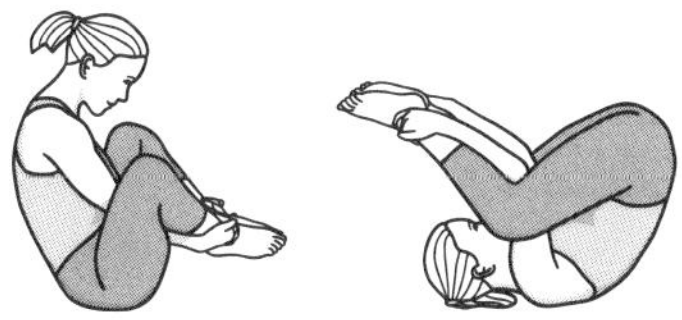

6 Rolling like a ball

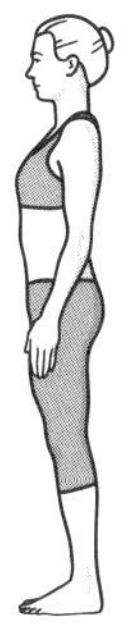

7 Aufrechte Haltung

12 Gut gelaunt in den Tag

Trainingsdauer: 8 Minuten

1 2 3

	Übungen	Wiederholungen/ Belastungszeit	Sätze	Seite
1	Aufrechte Haltung	1 Min.	1	140
2	Schütteln	1 Min.	1	122
3	Armkoordination	je 30 Sek.	1	141
4	Diagonales Knieheben	je 15 Wdh.	1	123
5	Standwaage mit abgestütztem Arm	je 30 Sek.	1	142
6	Stern	30 Sek.	1	142
7	Aufrechte Haltung	1 Min.	1	140

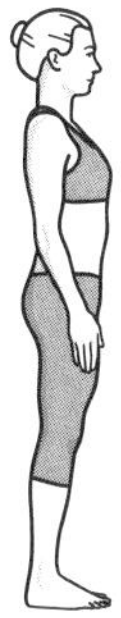

1 Aufrechte Haltung

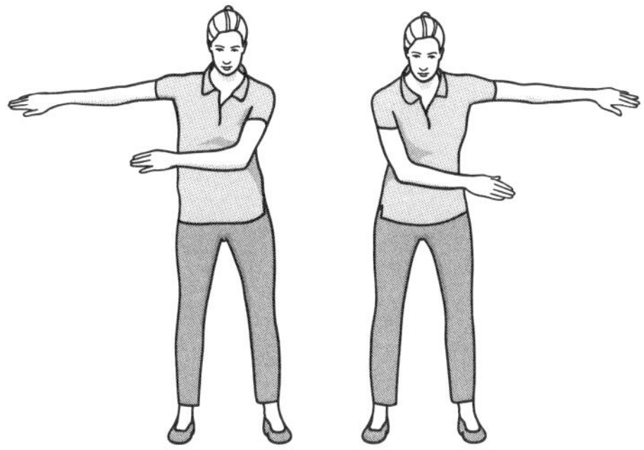

2 Schütteln

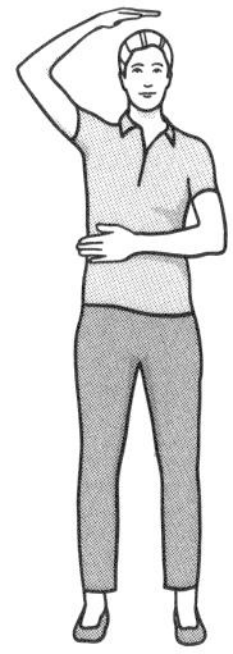

3 Armkoordination

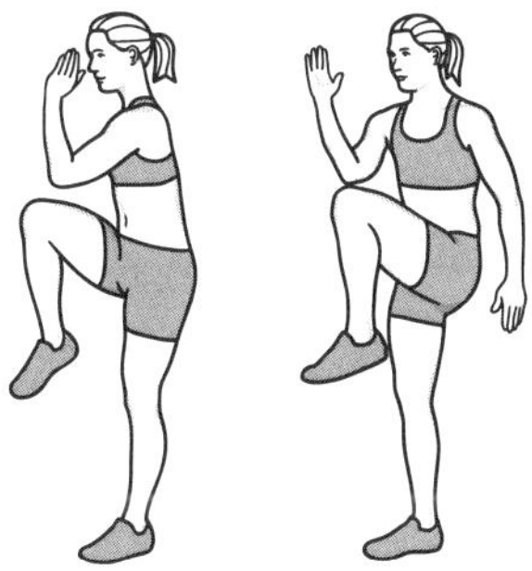

4 Diagonales Knieheben

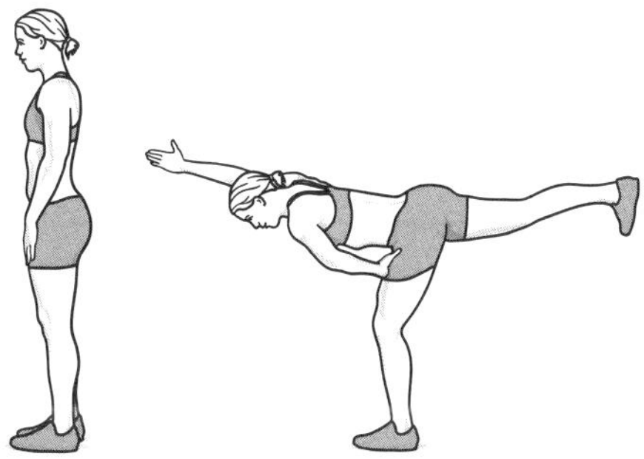

5 Standwaage mit abgestütztem Arm

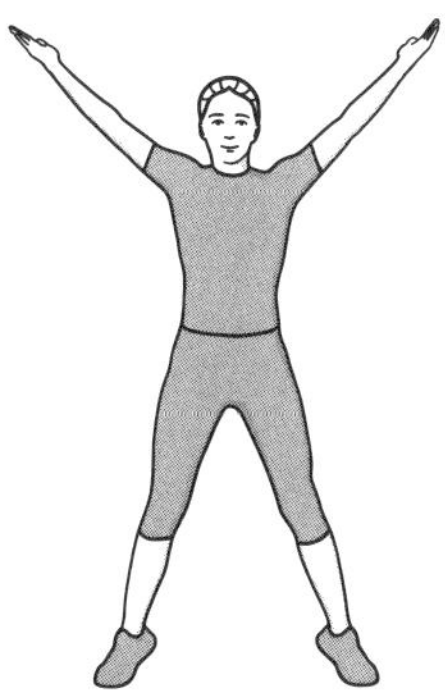

6 Stern

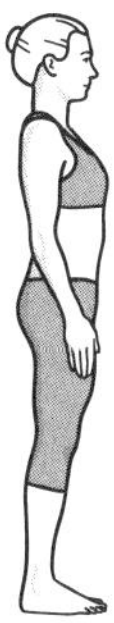

7 Aufrechte Haltung

13 Der frühe Vogel

Trainingsdauer: 10 Minuten

1 2 3

	Übungen	Wiederholungen/ Belastungszeit	Sätze	Seite
1	Päckchenstellung	2 Min.	1	140
2	Rücken runden im Schneidersitz	15 Wdh.	1	122
3	Brustbein heben im Schneidersitz	15 Wdh.	1	119
4	Seitneigung im Schneidersitz	je 15 Wdh.	1	123
5	Rotation im Sitzen	je 15 Wdh.	1	139
6	Entspannung in Rückenlage	2 Min.	1	140

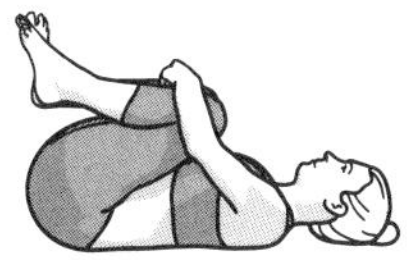

1 Päckchenstellung

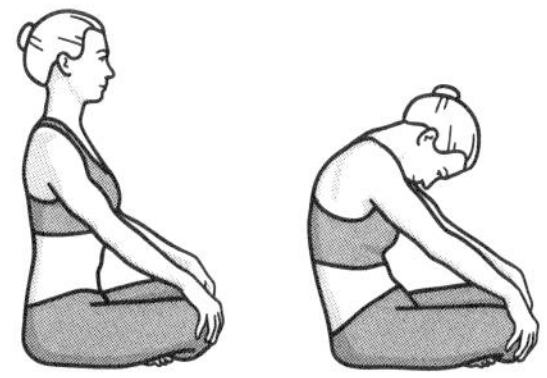

2 Rücken runden im Schneidersitz

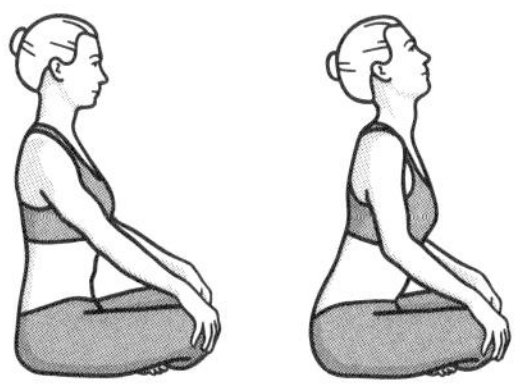

3 Brustbein heben im Schneidersitz

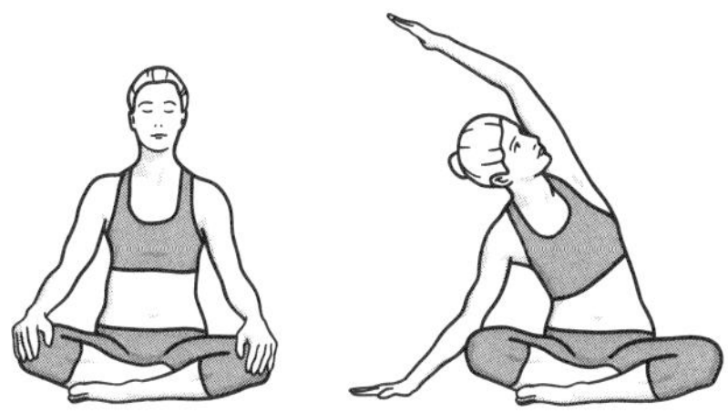

4 Seitneigung im Schneidersitz

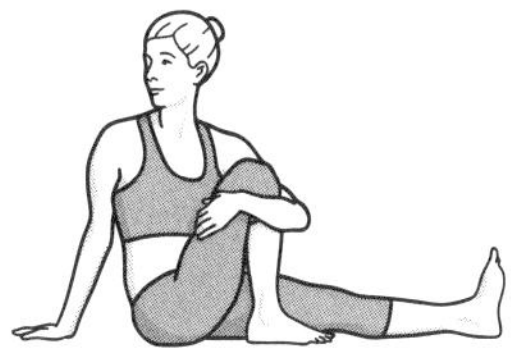

5 Rotation im Sitzen

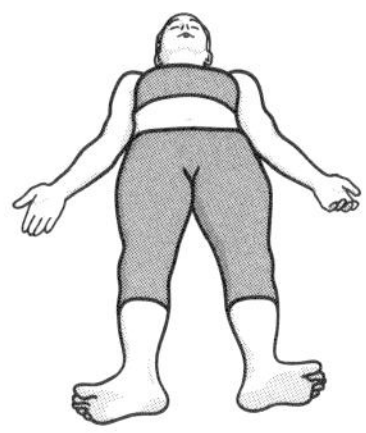

6 Entspannung in Rückenlage

14 Ausbalanciert in den Tag

Trainingsdauer: 15 Minuten

1 **2** 3

	Übungen	Wiederholungen/ Belastungszeit	Sätze	Seite
1	Stern	1 Min.	1	142
2	Knie hochziehen	je 15 Wdh.	1	120
3	Baum	je 30 Sek.	1	141
4	Krieger	je 30 Sek.	1	138
5	Zweipunktvierfüßler	je 15 Wdh.	1	134
6	Seitstütz mit Knie öffnen	je 15 Wdh.	1	129
7	Räkeln und strecken	30 Sek.	1	121
8	Aufrechte Haltung	1 Min.	1	140

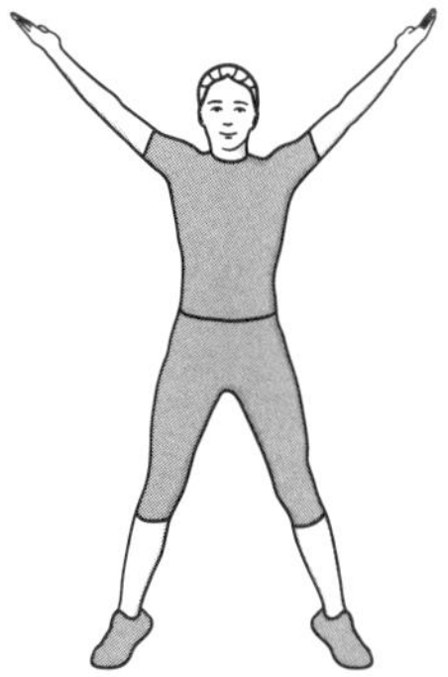

1 Stern

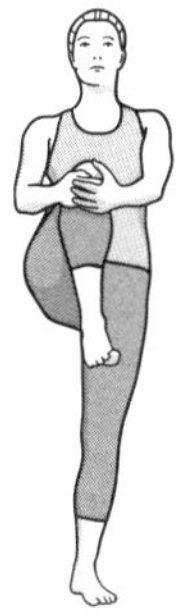

2 Knie hochziehen

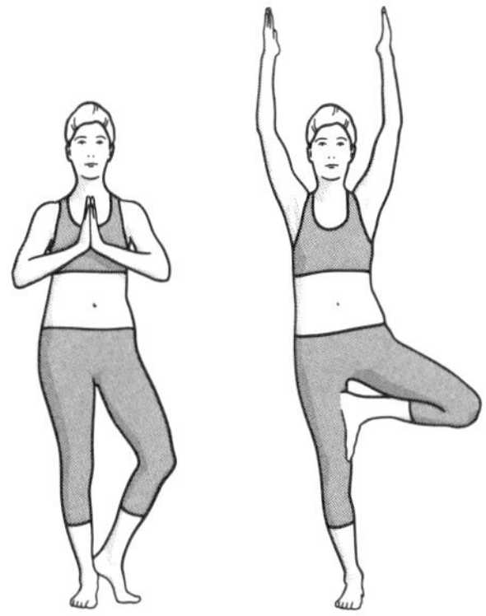

3 Baum

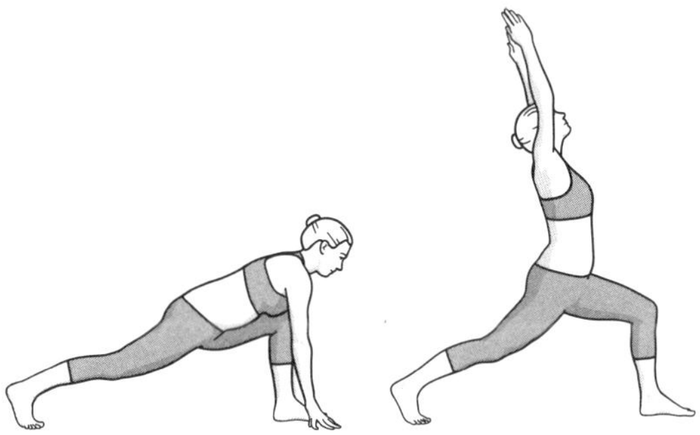

4 Krieger

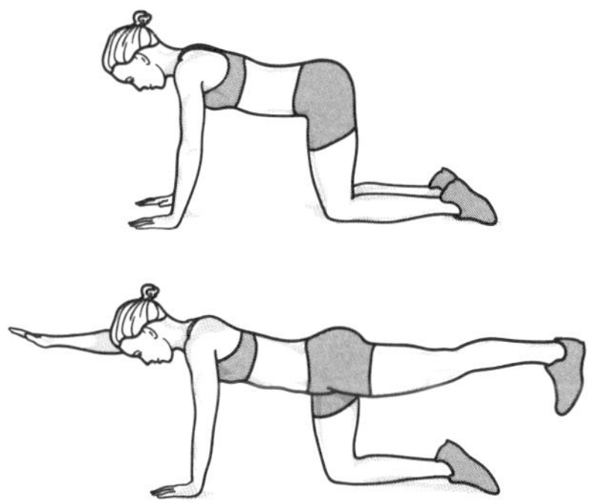

5 Zweipunktvierfüßler

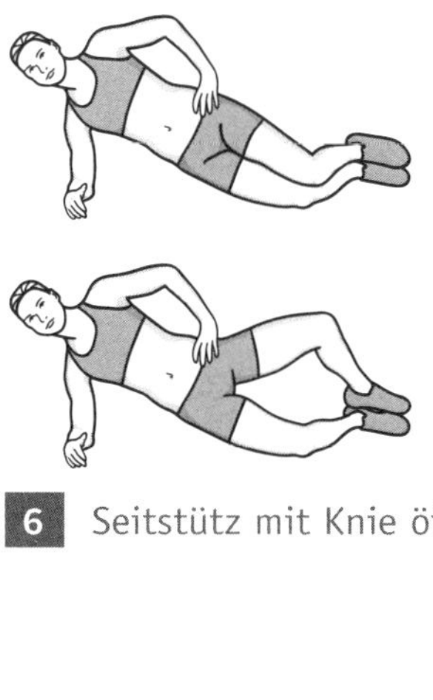

6 Seitstütz mit Knie öffnen

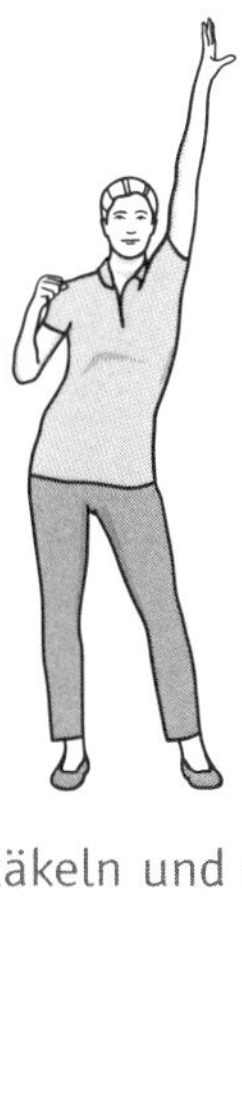

7 Räkeln und strecken

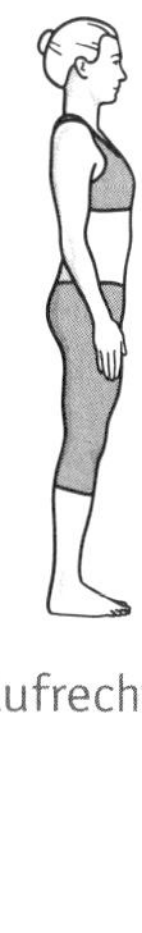

8 Aufrechte Haltung

15 Entspannt in den Tag

Trainingsdauer: 15 Minuten

1 2 3

	Übungen	Wiederholungen/ Belastungszeit	Sätze	Seite
1	Wirbelsäulenmobilisation	15 Wdh.	2	10
2	Dehnung der Hüftbeuger	15 Wdh.	2	137
3	Frosch	15 Wdh.	1	120
4	Päckchenstellung	2 Min.	1	140
5	Brust-Bauch-Atmung	2 Min.	1	140
6	Entspannung in Rückenlage	2 Min.	1	140

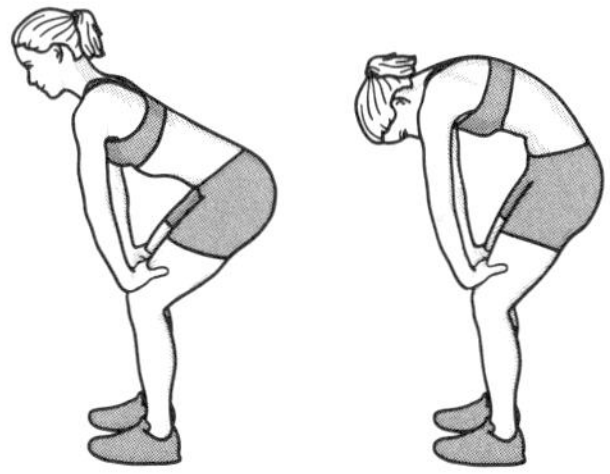

1 Wirbelsäulenmobilisation

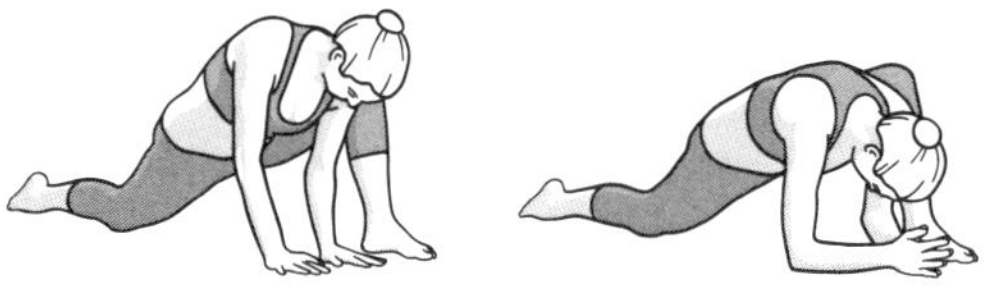

2 Dehnung der Hüftbeuger

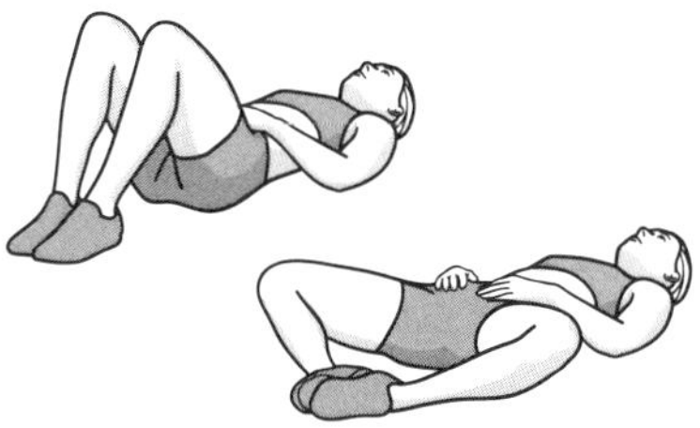

3 Frosch

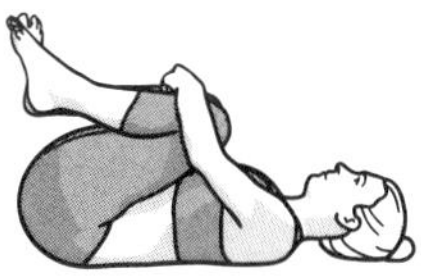

4 Päckchenstellung

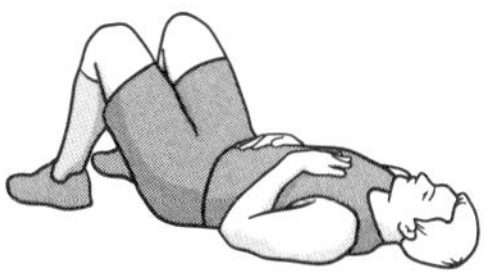

5 Brust-Bauch-Atmung

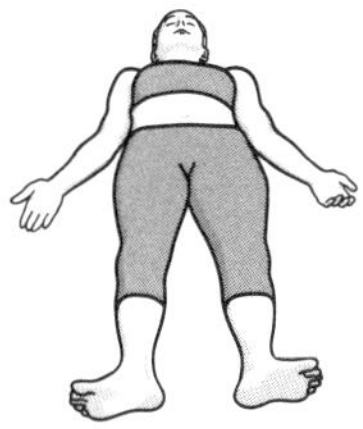

6 Entspannung in Rückenlage

16 Locker und gelassen in den Tag

Trainingsdauer: 10 Minuten

1 2 3

	Übungen	Wiederholungen/ Belastungszeit	Sätze	Seite
1	Schütteln	2 Min.	1	122
2	Armschwünge	1 Min.	1	118
3	Armschwünge beidarmig	1 Min.	1	118
4	Hüftbeugerdehnung in Seitlage	1 Min.	1	137
5	Päckchenstellung	1 Min.	1	140
6	Frosch	1 Min.	1	120
7	Brust-Bauch-Atmung	2–3 Min.	1	140

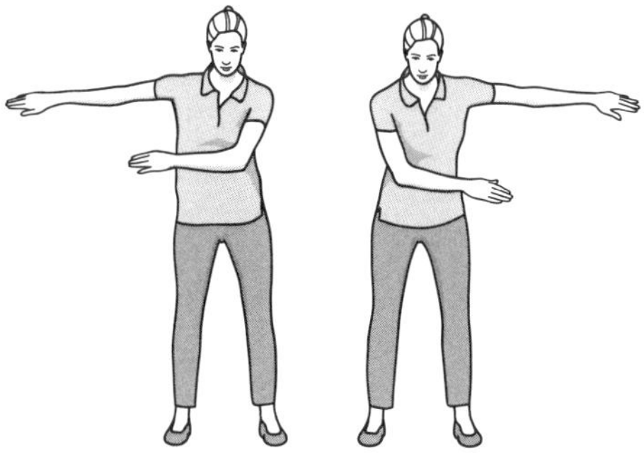

1 Schütteln

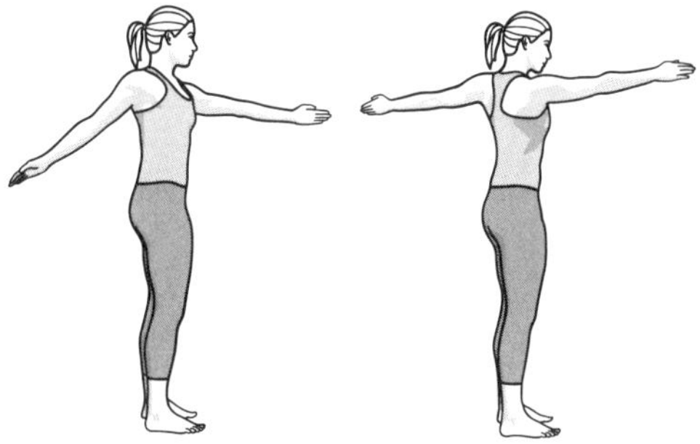

2 Armschwünge

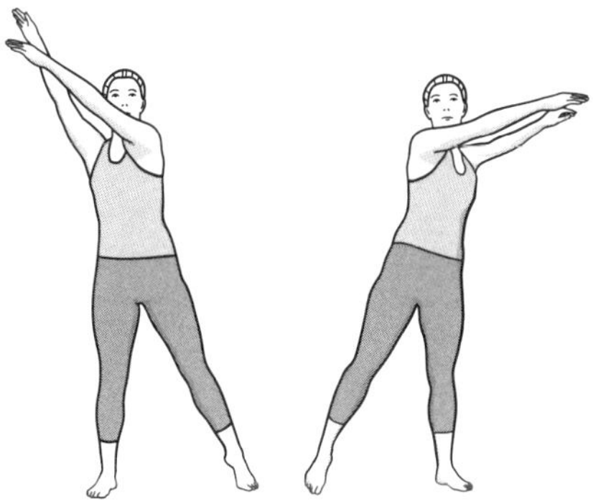

3 Armschwünge beidarmig

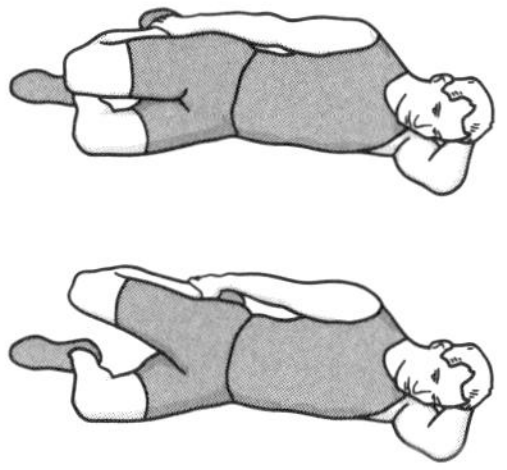

4 Hüftbeugerdehnung in Seitlage

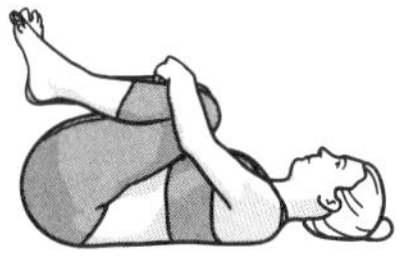

5 Päckchenstellung

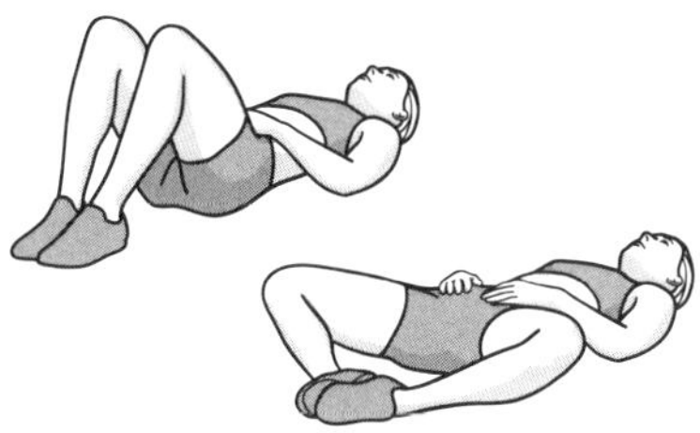

6 Frosch

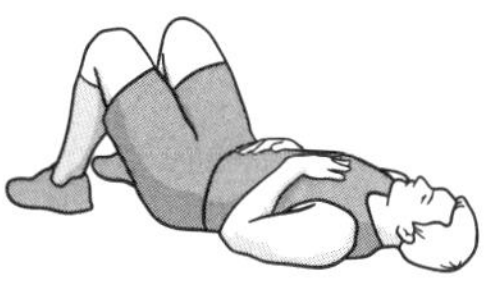

7 Brust-Bauch-Atmung

17 Aufrecht in den Tag

Trainingsdauer: 15 Minuten

1 2 3

	Übungen	Wiederholungen/ Belastungszeit	Sätze	Seite
1	Aufrechte Haltung	1 Min.	1	140
2	Einbeinstand mit überkreuzten Armen	je 20 Sek.	1	141
3	Standwaage mit abgestütztem Arm	je 10 Wdh.	1	142
4	Beinheben seitlich	je 20 Wdh.	2	125
5	Zweipunktvierfüßler	je 10 Wdh.	2	134
6	Dehnung der Hüftbeuger	je 1 Min.	1	137
7	Aufrechte Haltung	1 Min.	1	140

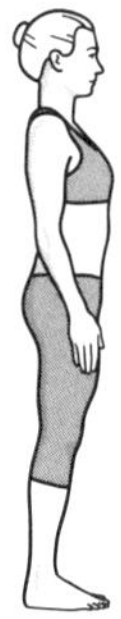

1 Aufrechte Haltung

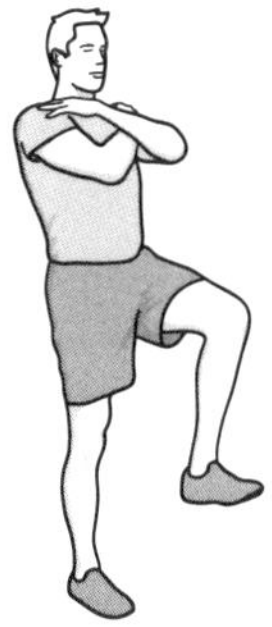

2 Einbeinstand mit überkreuzten Armen

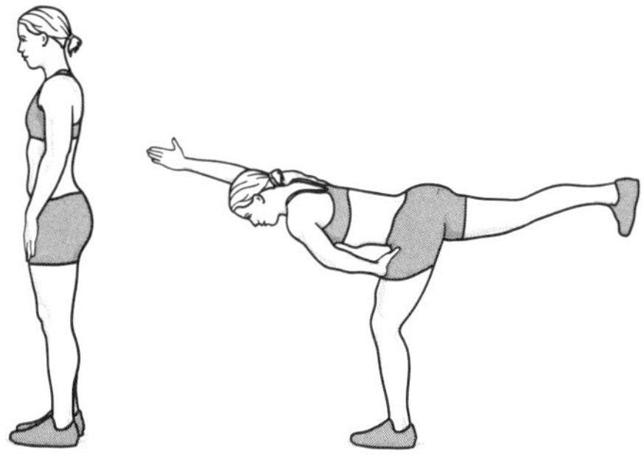

3 Standwaage mit abgestütztem Arm

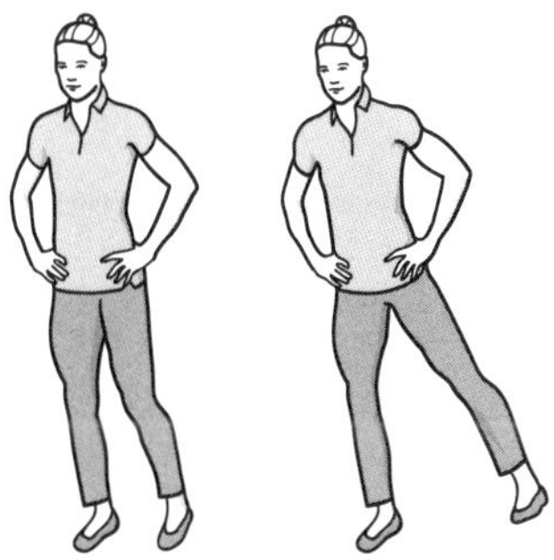

4 Beinheben seitlich

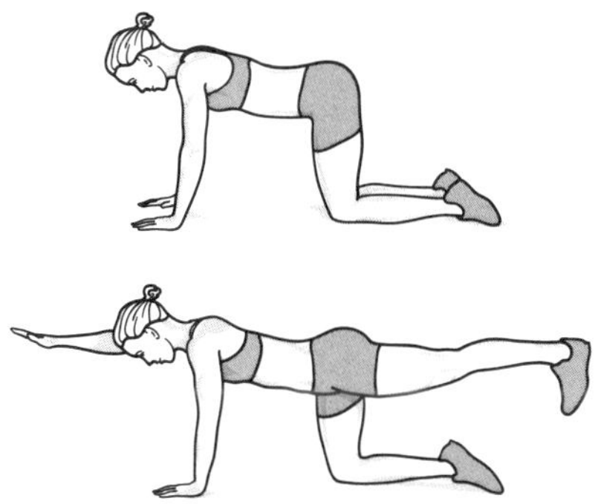

5 Zweipunktvierfüßler

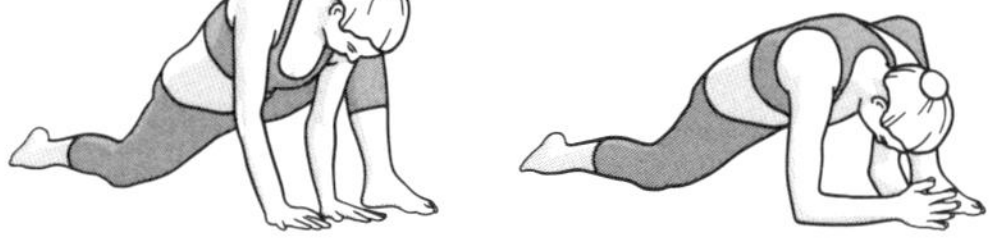

6 Dehnung der Hüftbeuger

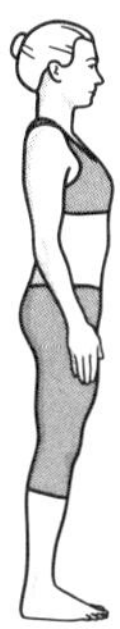

7 Aufrechte Haltung

18 Stressfrei in den Tag mit Yoga

Trainingsdauer: 15 Minuten

1 2 3

	Übungen	Wiederholungen/ Belastungszeit	Sätze	Seite
1	Schneidersitz	1 Min.	1	140
2	Brustbein heben im Schneidersitz	15 Wdh.	1	119
3	Rücken runden im Schneidersitz	15 Wdh.	1	122
4	Dehnung der Hüftbeuger	je 1 Min.	1	137
5	Vorbeuge	6 Wdh.	1	123
6	Räkeln und strecken	1 Min.	1	121
7	Aufrechte Haltung	1 Min.	1	140

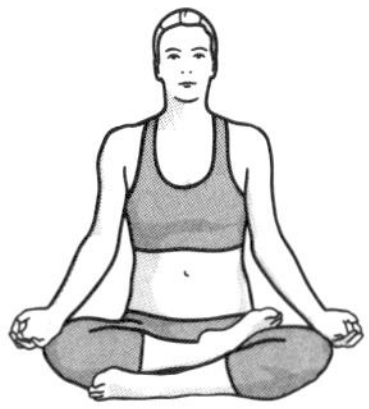

1 Schneidersitz

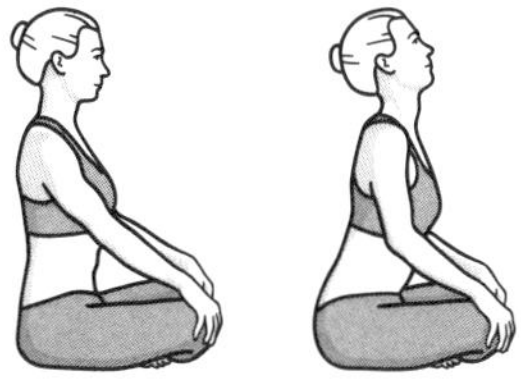

2 Brustbein heben im Schneidersitz

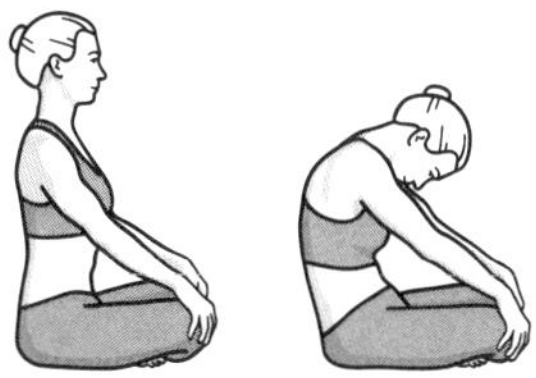

3 Rücken runden im Schneidersitz

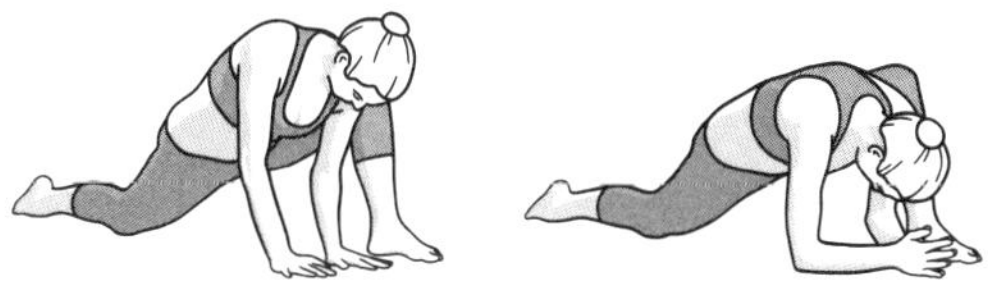

4 Dehnung der Hüftbeuger

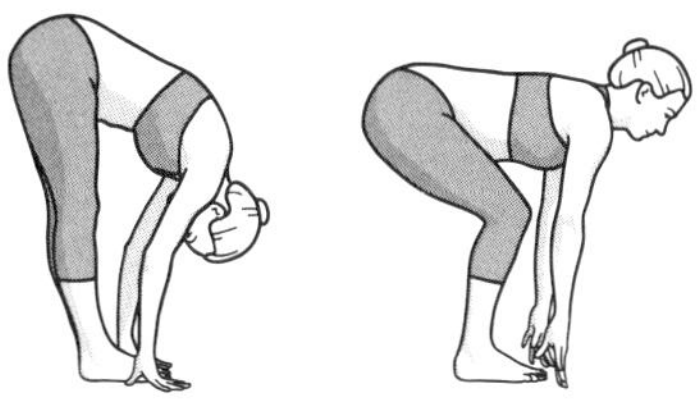

5 Vorbeuge

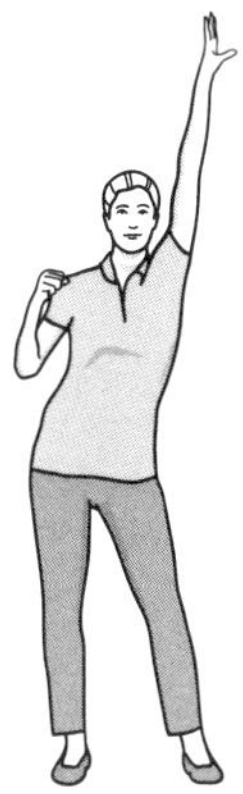

6 Räkeln und strecken

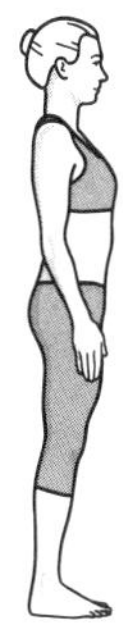

7 Aufrechte Haltung

19 Entspannter Nacken

Trainingsdauer: 15 Minuten

1 2 3

	Übungen	Wiederholungen/ Belastungszeit	Sätze	Seite
1	Armschwünge	1 Min.	2	118
2	Schultern vor und zurück	15 Wdh.	2	122
3	Rotation des Schultergürtels	je 15 Wdh.	2	9
4	Ellbogenkreise	je 15 Wdh.	2	9
5	Auf den Füßen wippen	15 Wdh.	1	10
6	Nackendehnung im Stehen	je 1 Min.	1	139
7	Aufrechte Haltung	1 Min.	1	140

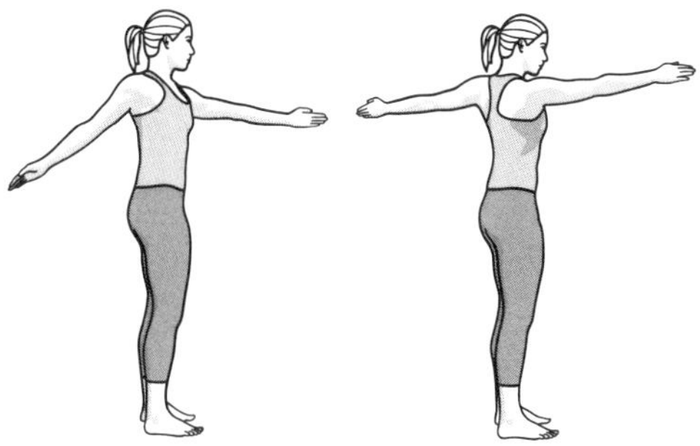

1 Armschwünge

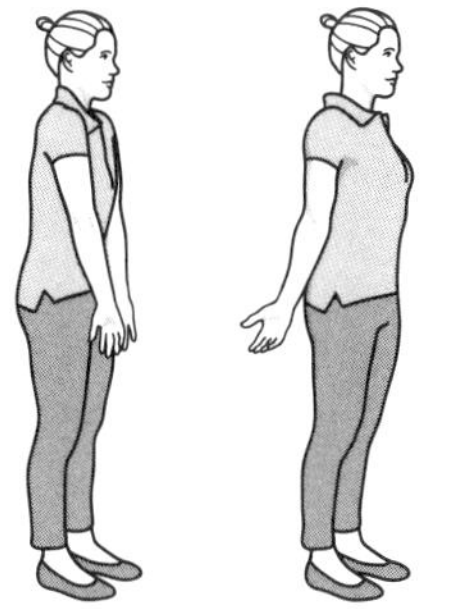

2 Schultern vor und zurück

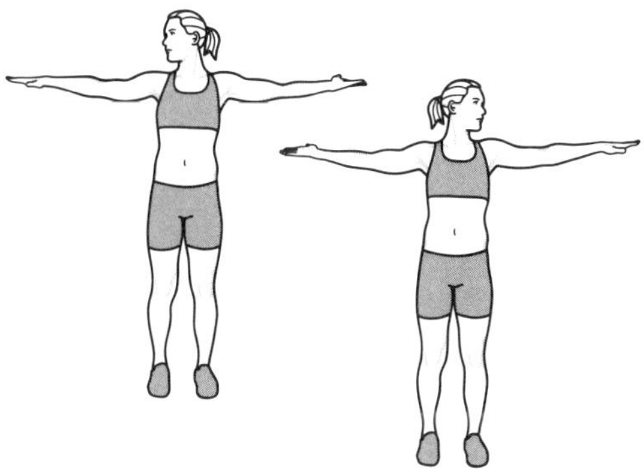

3 Rotation des Schultergürtels

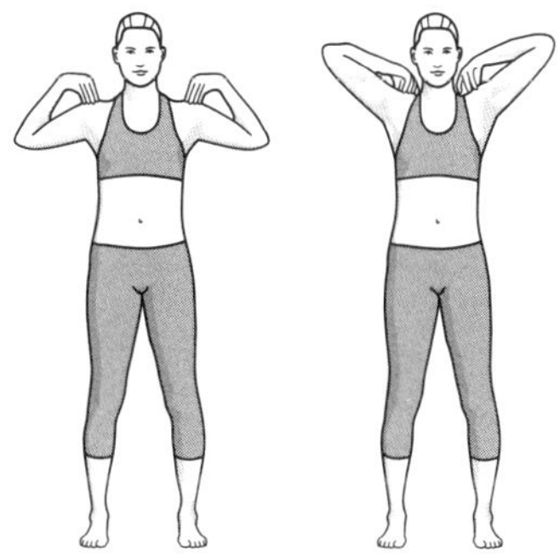

4 Ellbogenkreise

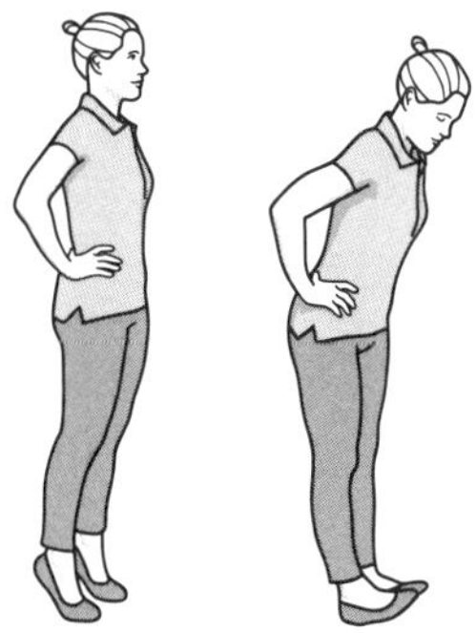

5 Auf den Füßen wippen

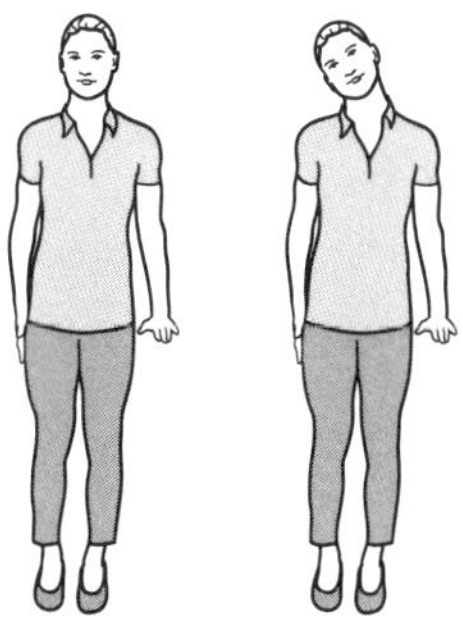

6 Nackendehnung im Stehen

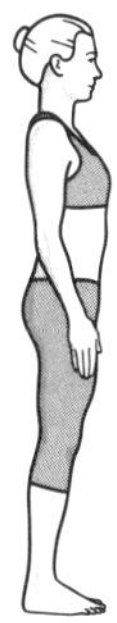

7 Aufrechte Haltung

20 Entspannter Rücken

Trainingsdauer: 15 Minuten

1 **2** 3

	Übungen	Wiederholungen/ Belastungszeit	Sätze	Seite
1	Katze-Kuh	15 Wdh.	1	120
2	Rücken runden im Sitzen	15 Wdh.	1	122
3	Krokodil	je 1 Min.	1	139
4	Beckendrehen	je 30 Sek.	1	138
5	Frosch	1 Min.	1	120
6	Päckchenstellung	1 Min.	1	140
7	Seitneigung im Schneidersitz	je 30 Sek.	1	123
8	Schneidersitz	2–3 Min.	1	140

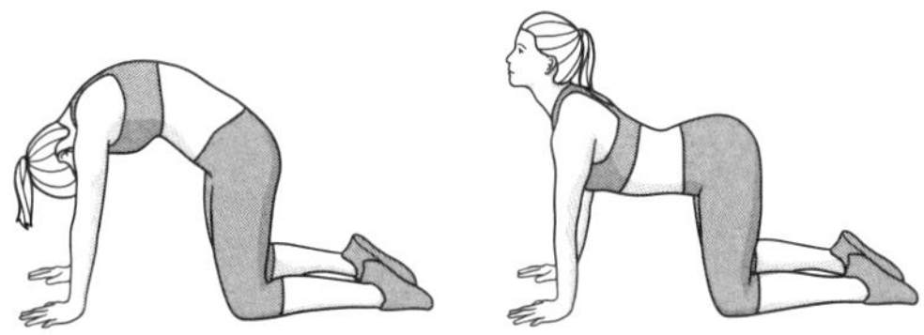

1 Katze-Kuh

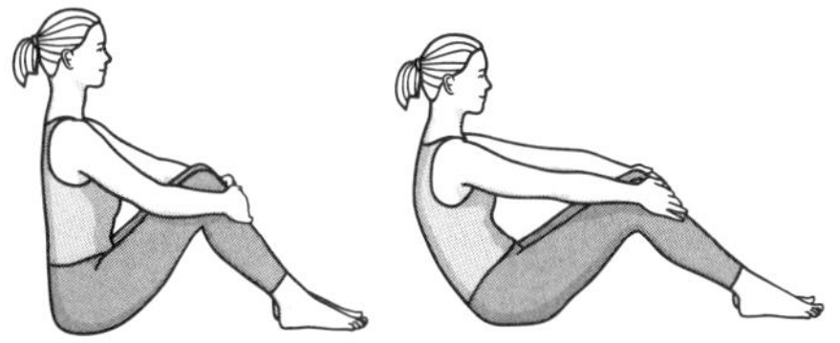

2 Rücken runden im Sitzen

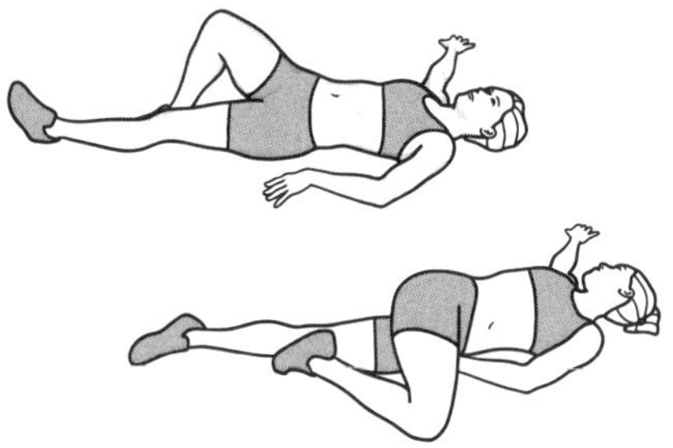

3 Krokodil

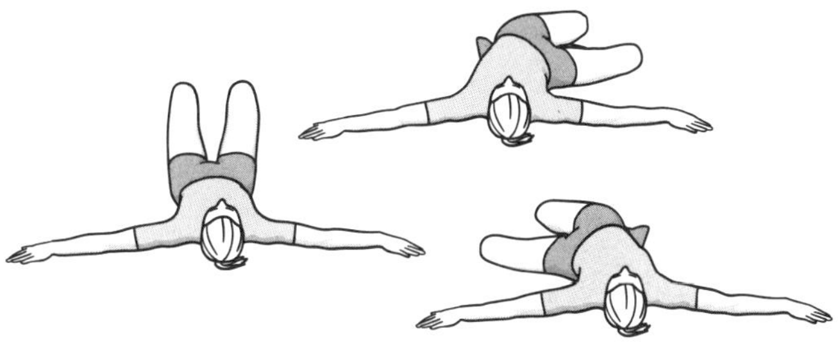

4 Beckendrehen

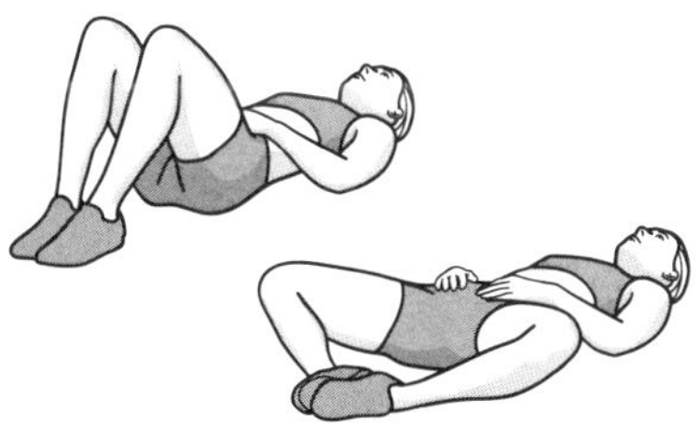

5 Frosch

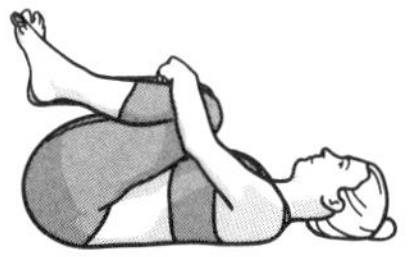

6 Päckchenstellung

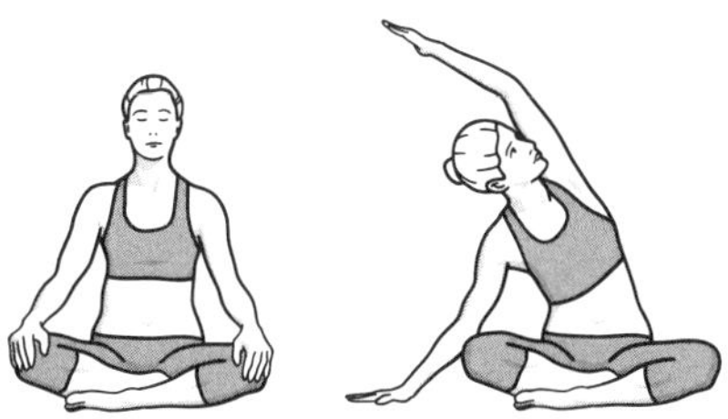

7 Seitneigung im Schneidersitz

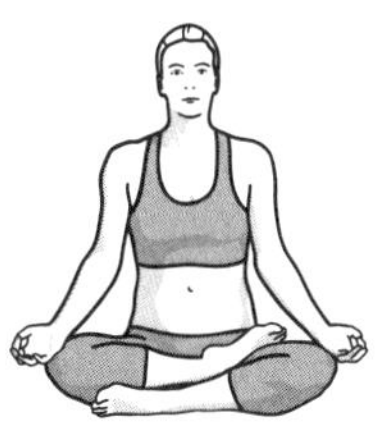

8 Schneidersitz

21 Vitaler Rücken

Trainingsdauer: 15 Minuten

1 **2** 3

	Übungen	Wiederholungen/ Belastungszeit	Sätze	Seite
1	Hüftkreisen	je 15 Wdh.	1	10
2	Bauchnabel nach innen ziehen	15 Wdh.	1	130
3	Vierfüßlerstand mit angehobener Hand	je 15 Wdh.	1	134
4	Beinstreckung aus dem Vierfüßlerstand	je 15 Wdh.	1	131
5	Rücken runden im Sitzen	15 Wdh.	1	122
6	Beinkreisen in Rückenlage	je 15 Wdh.	1	130
7	Brücke	15 Wdh.	1	126
8	Frosch	1 Min.	1	120

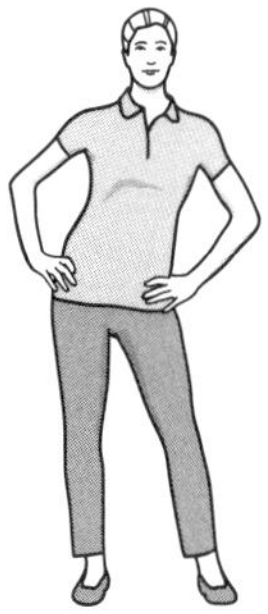

1 Hüftkreisen

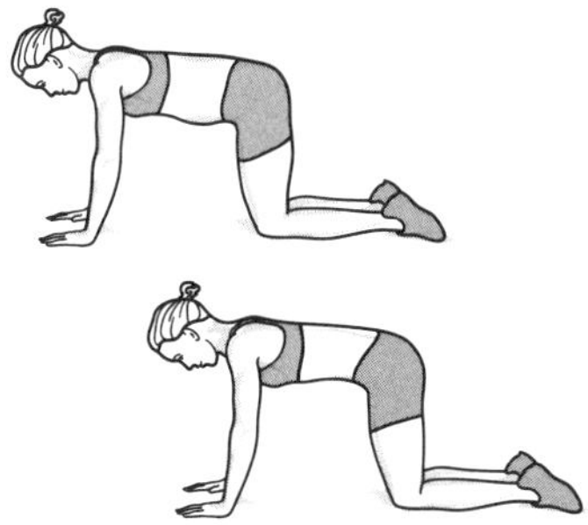

2 Bauchnabel nach innen ziehen

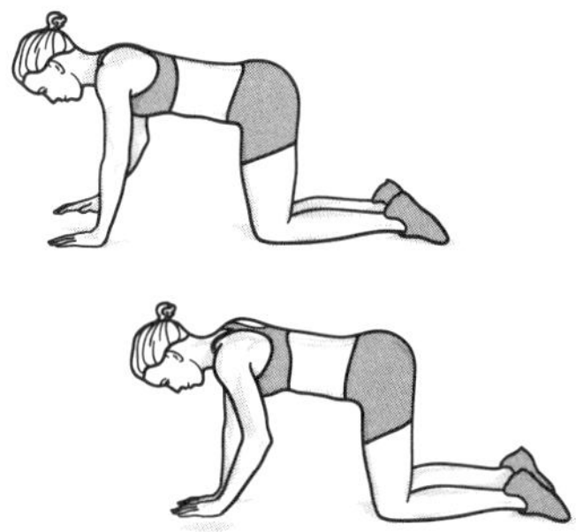

3 Vierfüßlerstand mit angehobener Hand

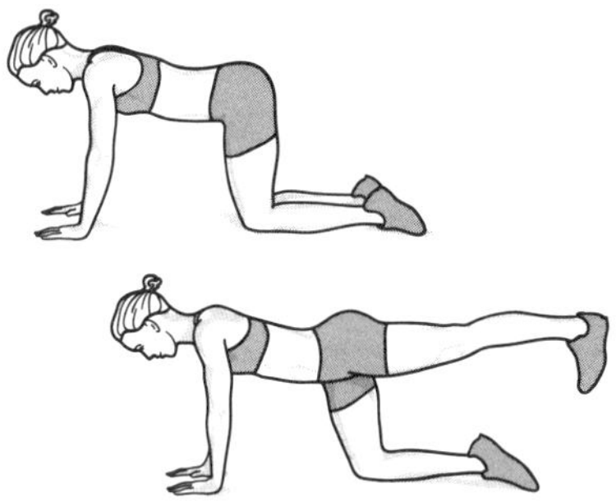

4 Beinstreckung aus dem Vierfüßlerstand

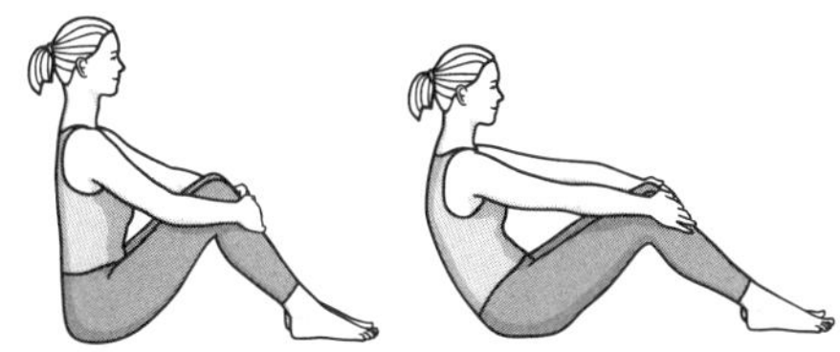

5 Rücken runden im Sitzen

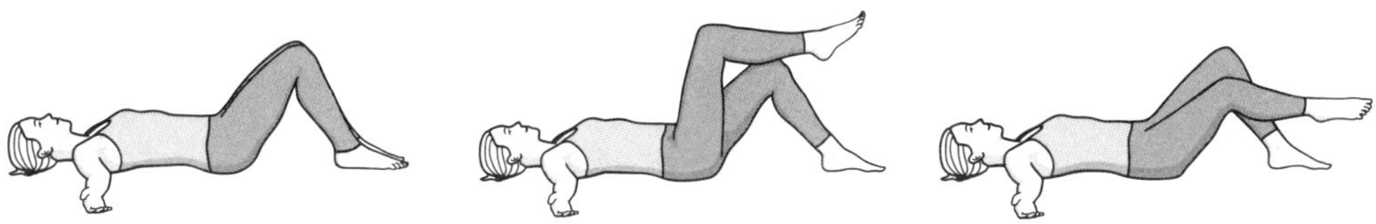

6 Beinkreisen in Rückenlage

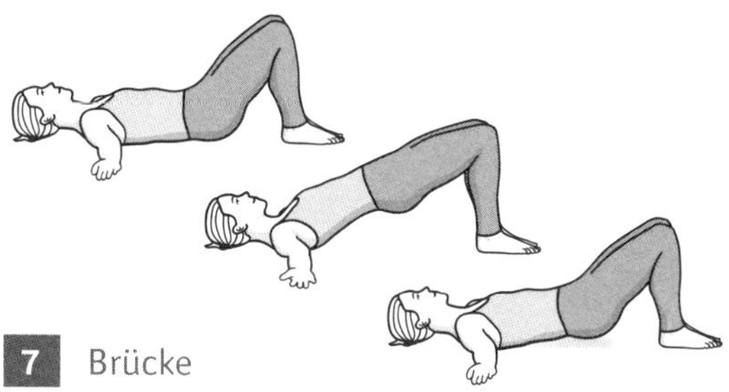

7 Brücke

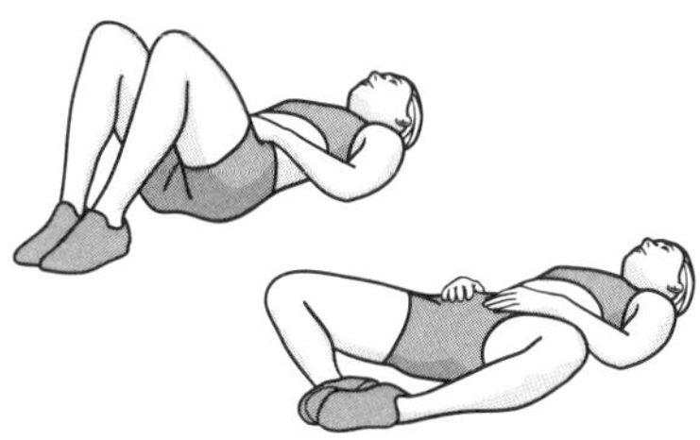

8 Frosch

22 Stabiler Rücken

Trainingsdauer: 15 Minuten

1 **2** 3

	Übungen	Wiederholungen/ Belastungszeit	Sätze	Seite
1	Aufrechte Haltung	1 Min.	1	140
2	Einbeinstand mit überkreuzten Armen	je 30 Sek.	1	141
3	Armschere in Kniebeugeposition	20 Sek.	2	131
4	Beinstreckung aus dem Vierfüßlerstand	je 15 Wdh.	1	131
5	Plank	1 Min.	1	132
6	Seitstütz mit abgelegten Knien	je 15 Wdh.	1	133
7	Brücke mit Beinheben	je 15 Wdh.	1	126
8	Päckchenstellung	1 Min.	1	140

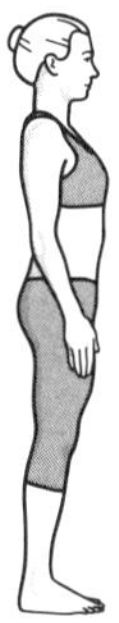

1 Aufrechte Haltung

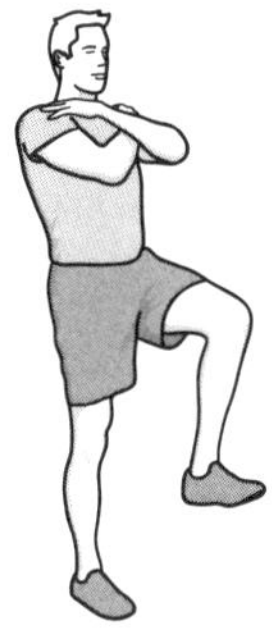

2 Einbeinstand mit überkreuzten Armen

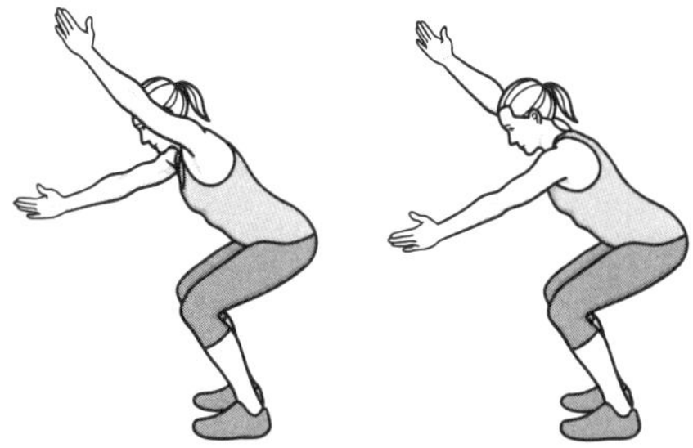

3 Armschere in Kniebeugeposition

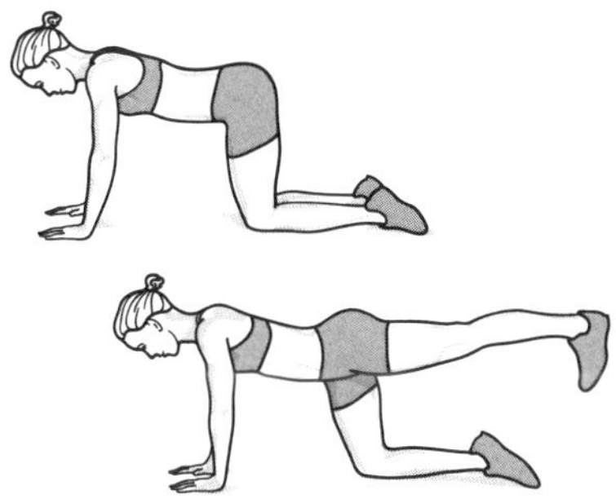

4 Beinstreckung aus dem Vierfüßlerstand

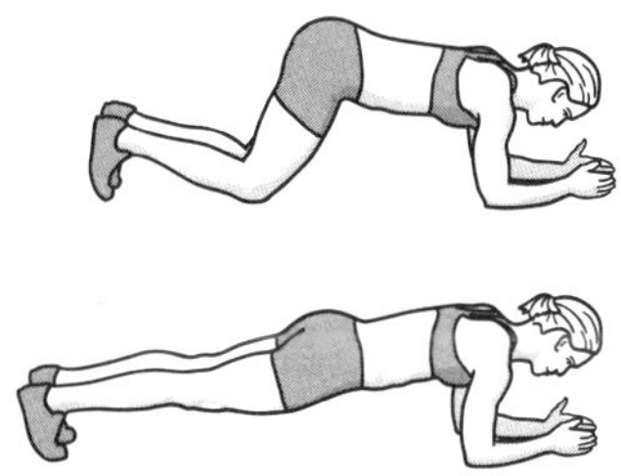

5 Plank

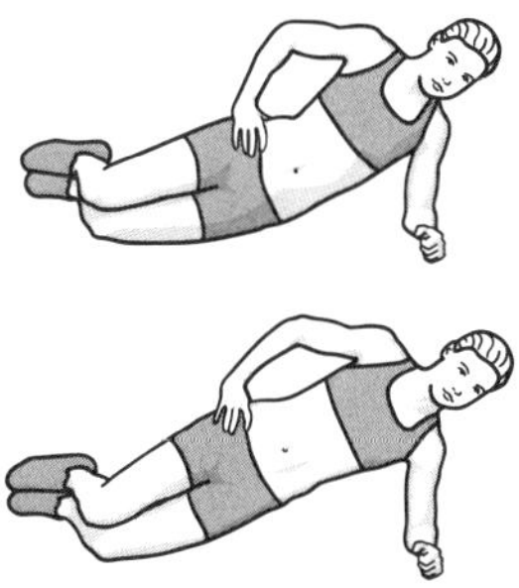

6 Seitstütz mit abgelegten Knien

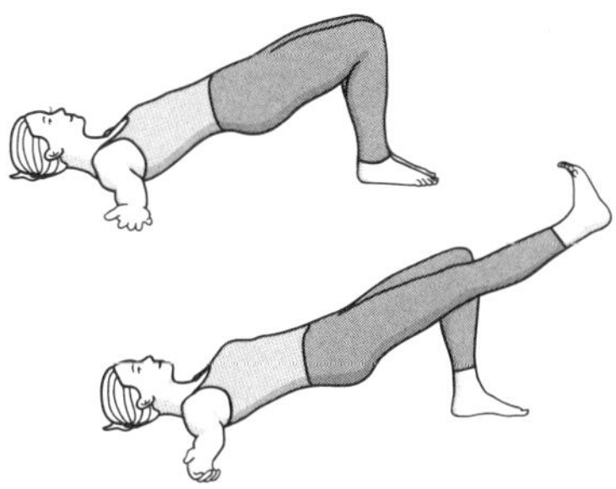

7 Brücke mit Beinheben

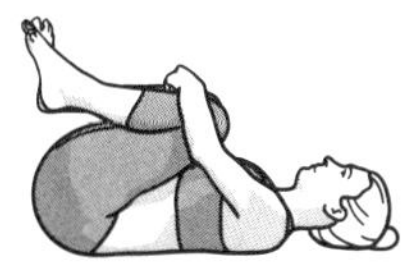

8 Päckchenstellung

23 Schmerzfreie Gelenke

Trainingsdauer: 15 Minuten

1 2 3

	Übungen	Wiederholungen/ Belastungszeit	Sätze	Seite
1	Handgelenke beugen	je 30 Sek.	2	136
2	Schultern vor und zurück	1 Min.	2	122
3	Rotation des Schultergürtels	30 Sek.	2	9
4	Wirbelsäulenmobilisation	1 Min.	2	10
5	Hüftkreisen	1 Min.	2	10
6	Auf den Füßen wippen	1 Min.	2	10

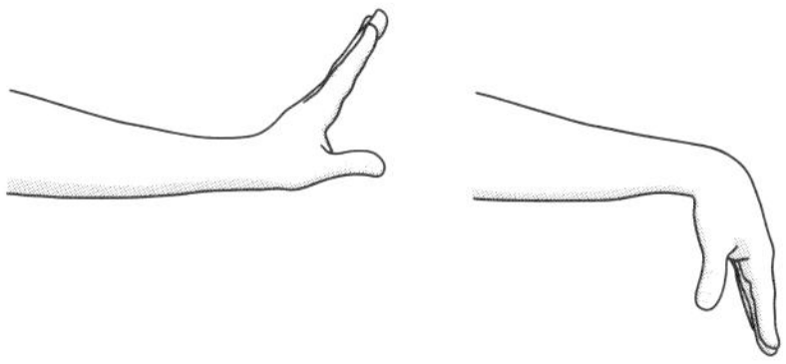

1 Handgelenke beugen

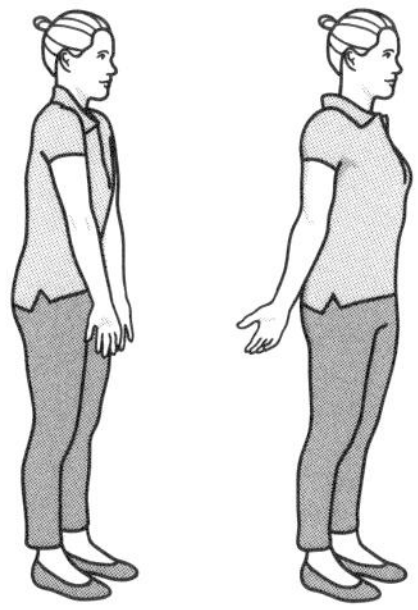

2 Schultern vor und zurück

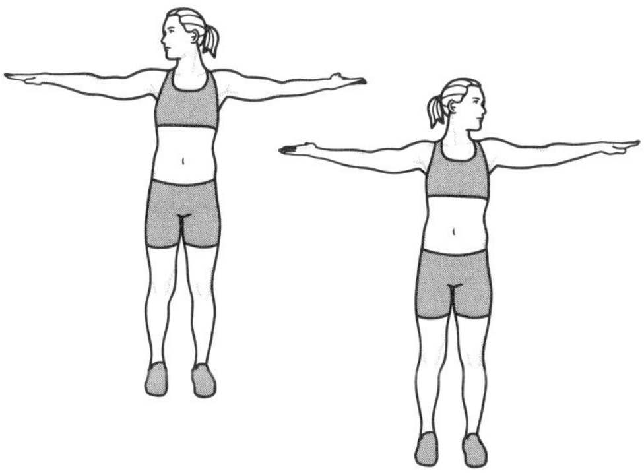

3 Rotation des Schultergürtels

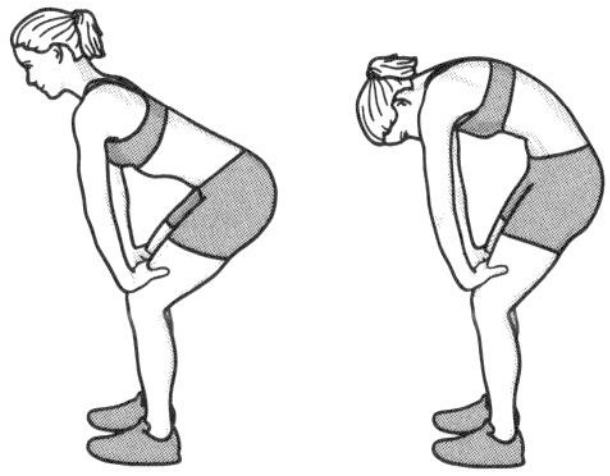

4 Wirbelsäulenmobilisation

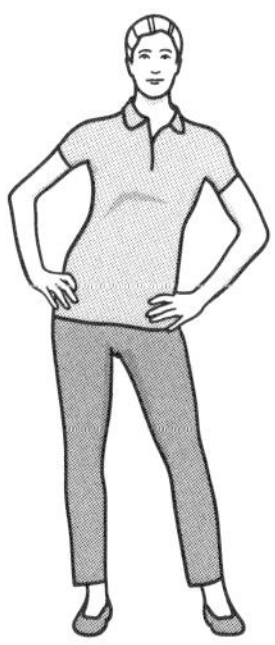

5 Hüftkreisen

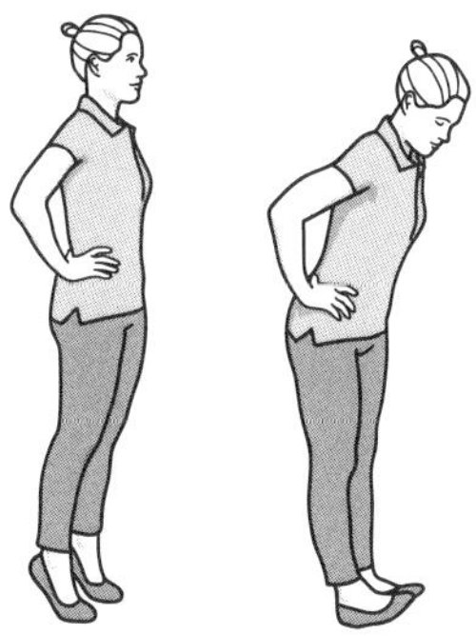

6 Auf den Füßen wippen

24 Morgenroutine

Trainingsdauer: 15 Minuten

1 2 3

	Übungen	Wiederholungen/ Belastungszeit	Sätze	Seite
1	Räkeln und strecken	1 Min.	1	121
2	Rotation im Sitzen	je 1 Min.	1	139
3	Beckendrehen	je 1 Min.	1	138
4	Frosch	2–3 Min.	1	120
5	Brust-Bauch-Atmung	2 Min.	1	140
6	Entspannung in Rückenlage	3–5 Min.	1	140
7	Schneidersitz	2–3 Min.	1	140

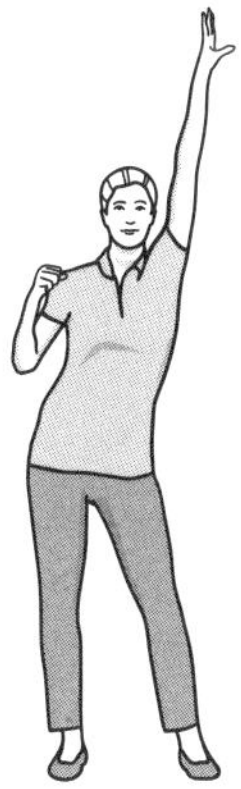

1 Räkeln und strecken

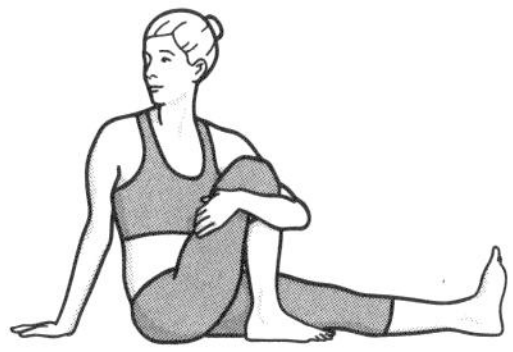

2 Rotation im Sitzen

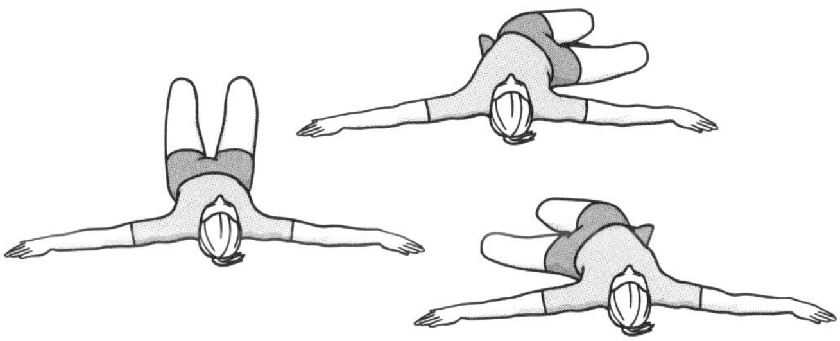

3 Beckendrehen

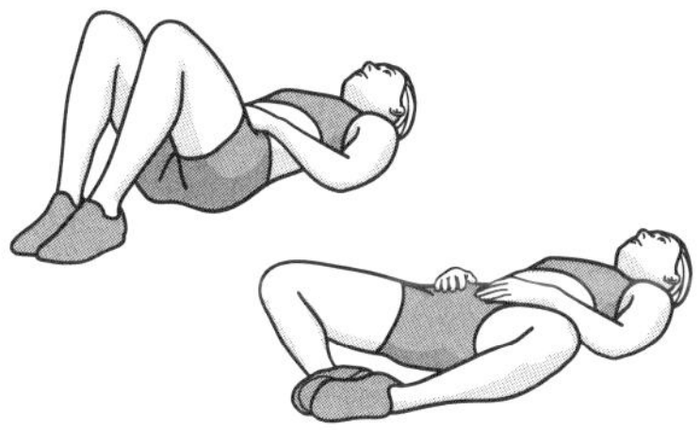

4 Frosch

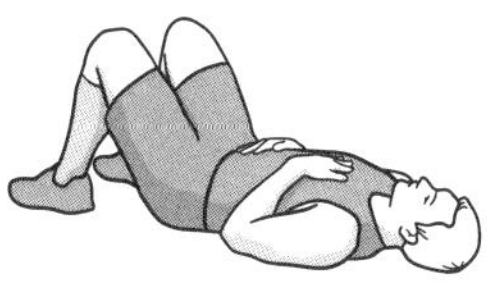

5 Brust-Bauch-Atmung

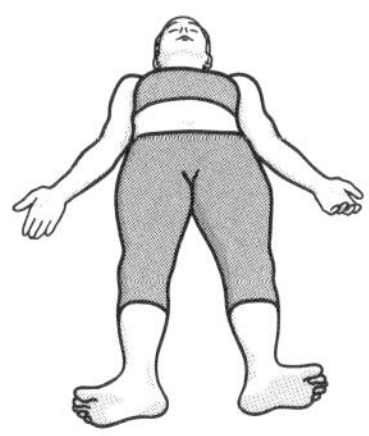

6 Entspannung in Rückenlage

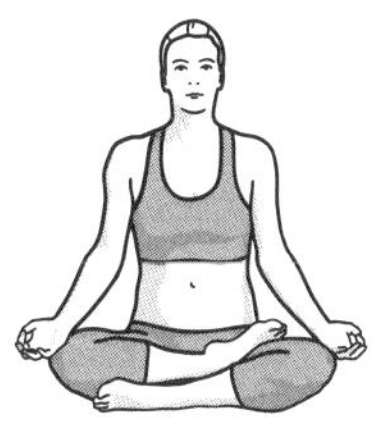

7 Schneidersitz

25 Aufwärmen zum Wandern

Trainingsdauer: 15 Minuten

1 **2** 3

	Übungen	Wiederholungen/ Belastungszeit	Sätze	Seite
1	Armschwünge	15 Wdh.	1	118
2	Auf den Füßen wippen	15 Wdh.	1	10
3	Einbeinstand mit überkreuzten Armen	je 30 Sek.	2	141
4	Auf der Stelle gehen	2 Min.	1	10
5	Kniebeuge mit Armen über Kopf	15 Wdh.	2	127
6	Auf der Stelle gehen	2 Min.	1	10
7	Ausfallschritt mit Rotation	je 15 Wdh.	2	125
8	Dehnung der Hüftbeuger	je 1 Min.	1	137
9	Dehnung der Brustmuskulatur	1 Min.	1	136

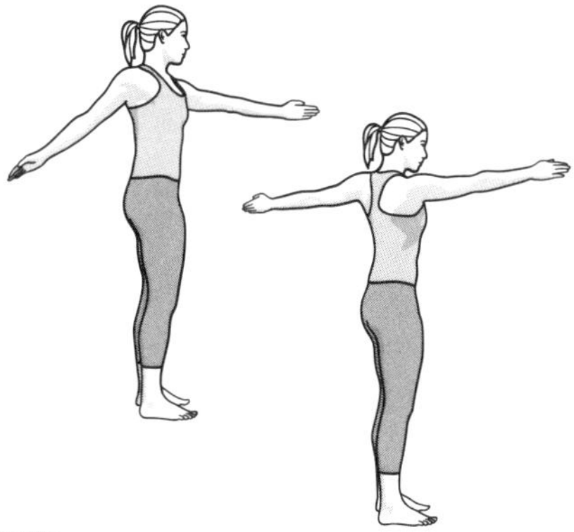

1 Armschwünge

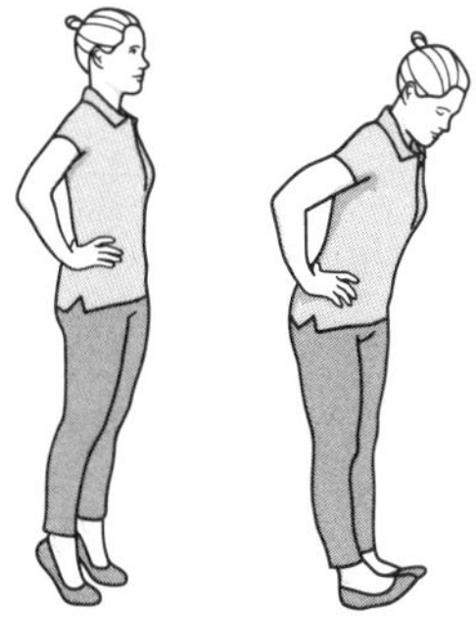

2 Auf den Füßen wippen

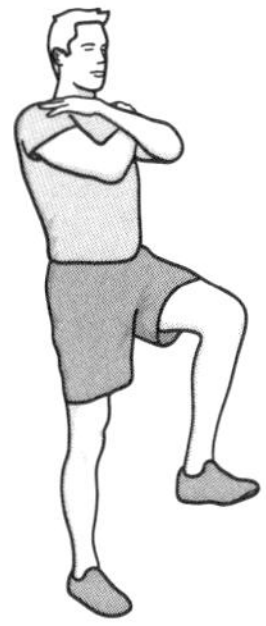

3 Einbeinstand mit überkreuzten Armen

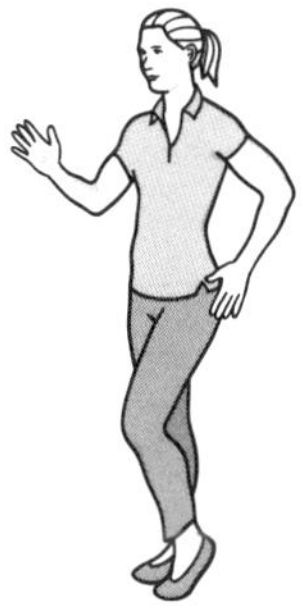

4 Auf der Stelle gehen

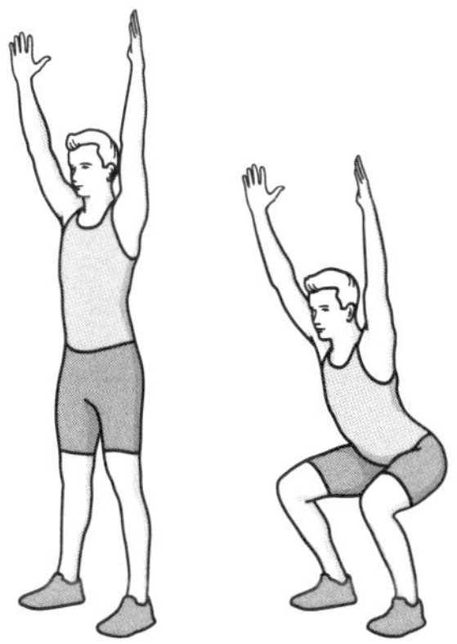

5 Kniebeuge mit Armen über Kopf

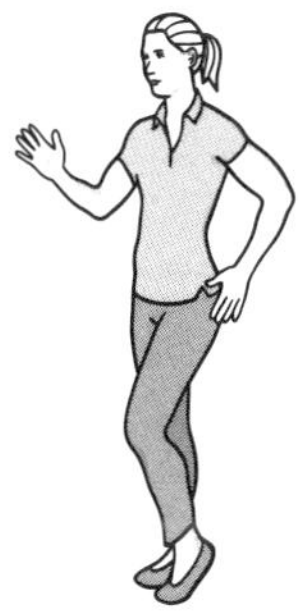

6 Auf der Stelle gehen

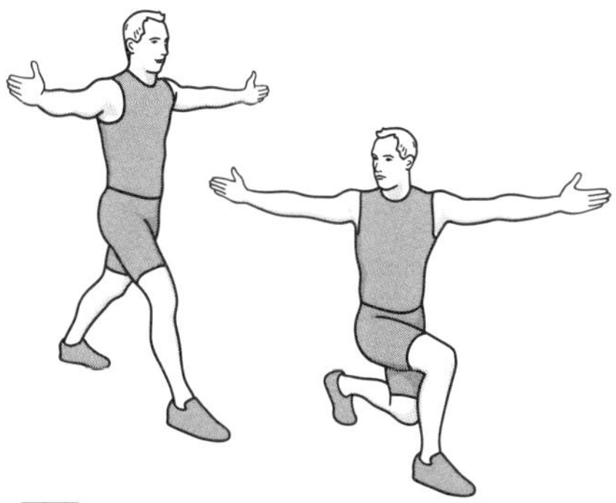

7 Ausfallschritt mit Rotation

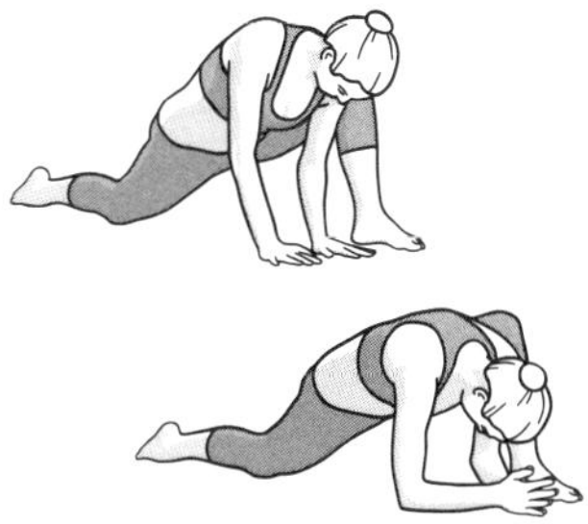

8 Dehnung der Hüftbeuger

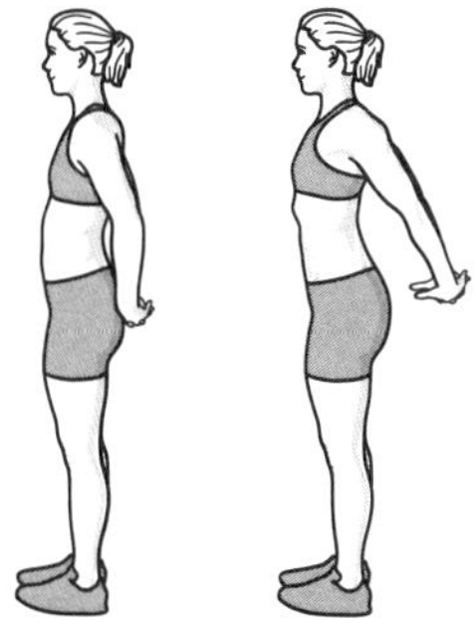

9 Dehnung der Brustmuskulatur

26 Aufwärmen zum Radfahren

Trainingsdauer: 15 Minuten

1 2 3

	Übungen	Wiederholungen/ Belastungszeit	Sätze	Seite
1	Armschwünge	1 Min.	1	118
2	Seitdehnung mit gekreuztem Bein	je 1 Min.	1	139
3	Wirbelsäulenmobilisation	je 15 Wdh.	1	10
4	Hüftkreisen	je 15 Wdh.	1	10
5	Auf den Füßen wippen	15 Wdh.	1	10
6	Standwaage mit abgestütztem Arm	je 30 Sek.	1	142
7	Krieger	je 1 Min.	1	138
8	Dehnung der Brustmuskulatur	1 Min.	1	136
9	Räkeln und strecken	1 Min.	1	121

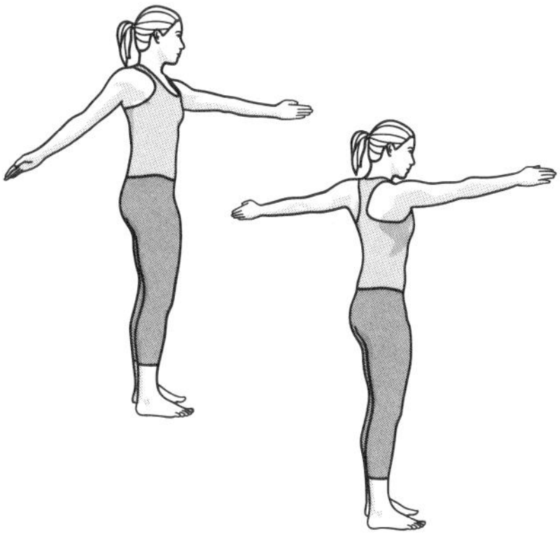

1 Armschwünge

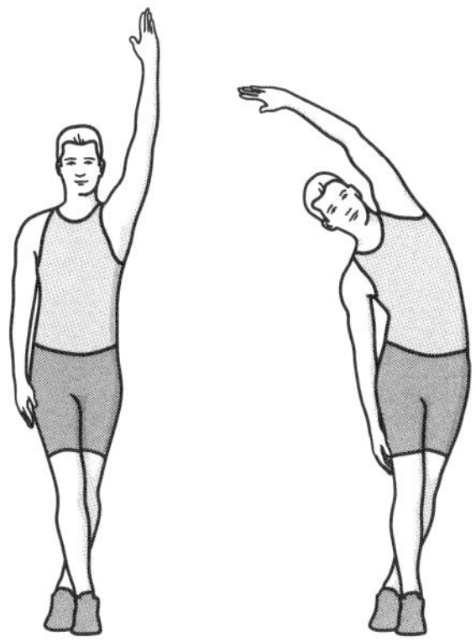

2 Seitdehnung mit gekreuztem Bein

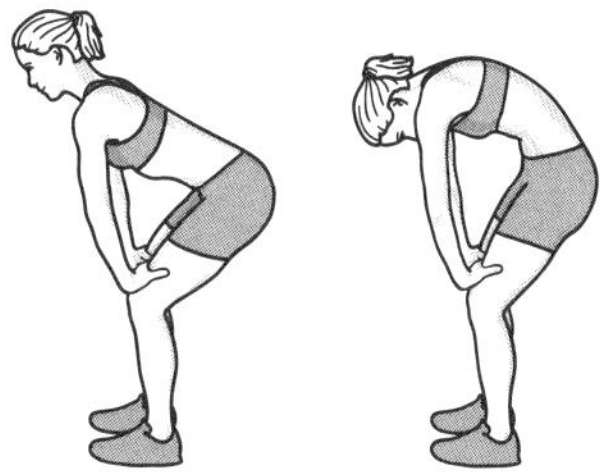

3 Wirbelsäulenmobilisation

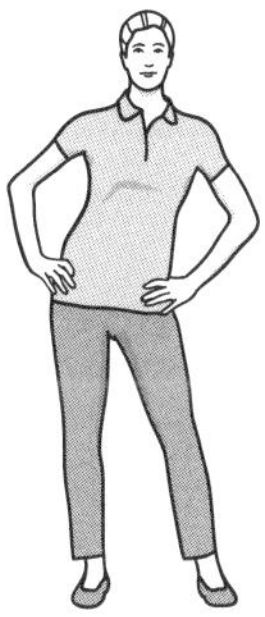

4 Hüftkreisen

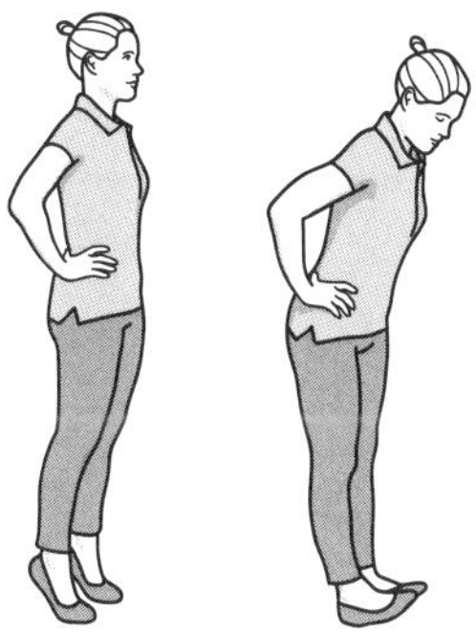

5 Auf den Füßen wippen

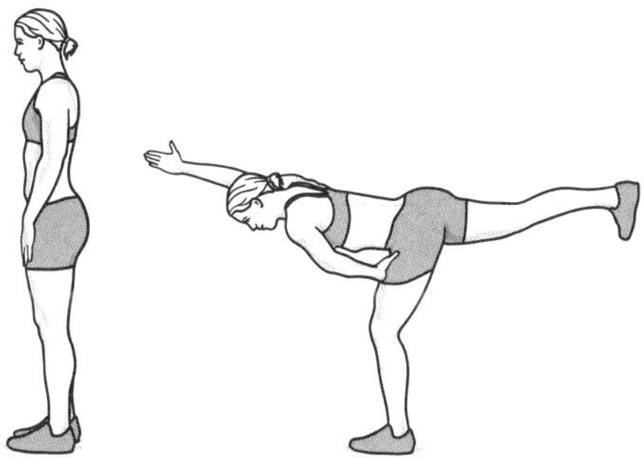

6 Standwaage mit abgestütztem Arm

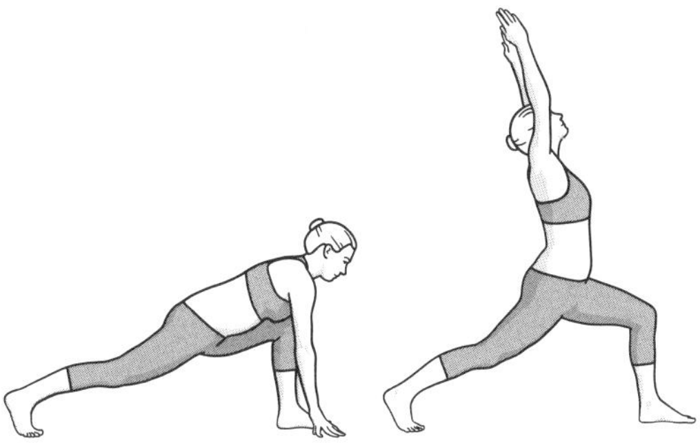

7 Krieger

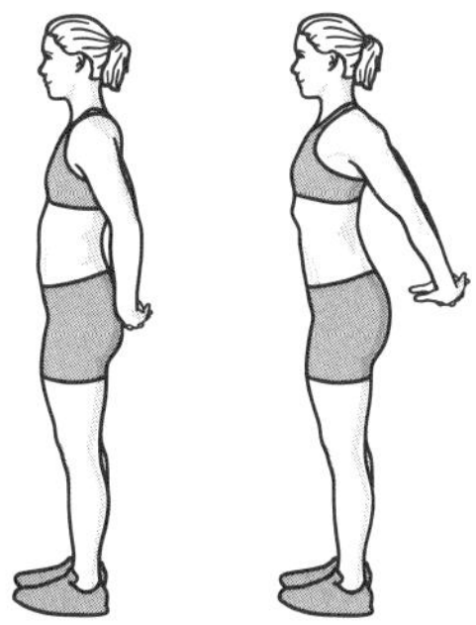

8 Dehnung der Brustmuskulatur

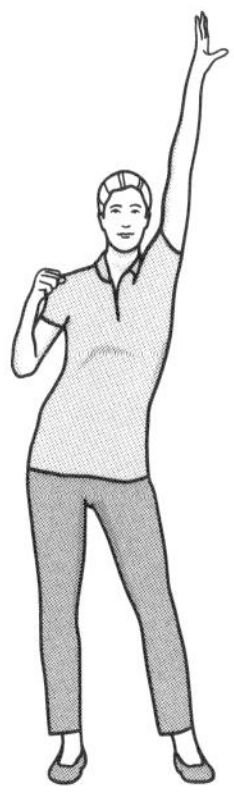

9 Räkeln und strecken

27 Stoffwechsel in Schwung

Trainingsdauer: 20 Minuten

1 2 **3**

	Übungen	Wiederholungen/ Belastungszeit	Sätze	Seite
1	Armschwünge	1 Min.	1	118
2	Auf den Füßen wippen	1 Min.	1	10
3	Auf der Stelle gehen	1 Min.	3	10
4	Seilspringen	1 Min.	3	124
5	Auf der Stelle laufen	1 Min.	3	124
6	Dehnung der Oberschenkelvorderseite im Stand	je 1 Min.	1	137
7	Dehnung der Beinrückseite im Stand	je 1 Min.	1	135

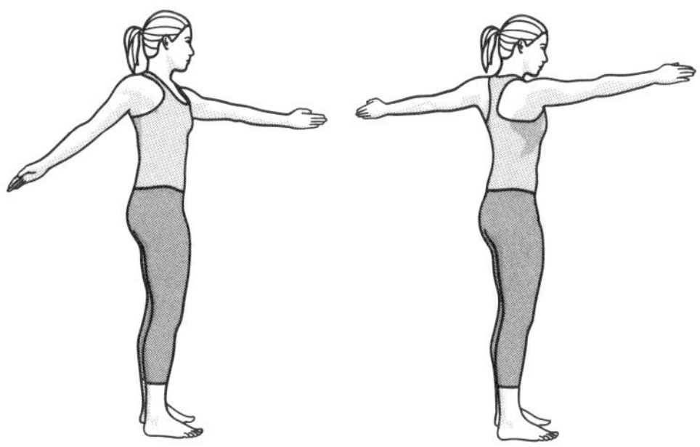

1 Armschwünge

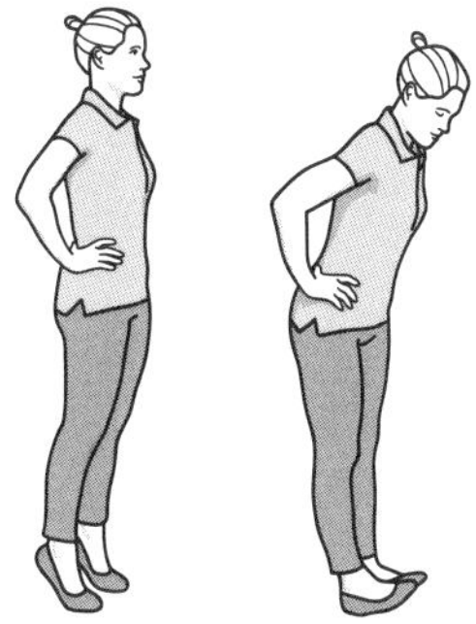

2 Auf den Füßen wippen

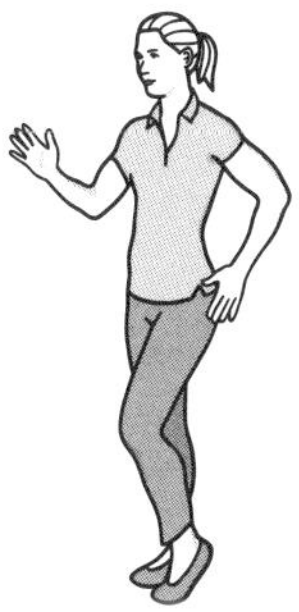

3 Auf der Stelle gehen

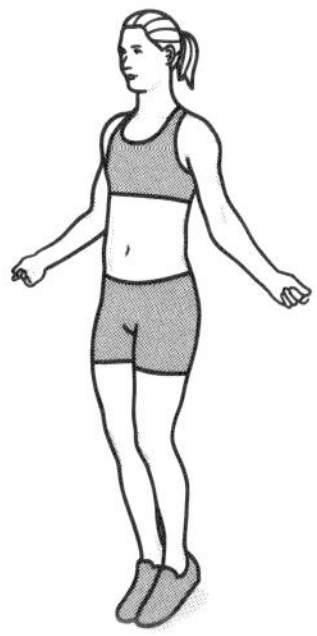

4 Seilspringen

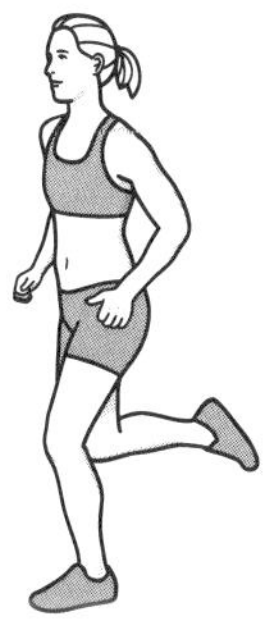

5 Auf der Stelle laufen

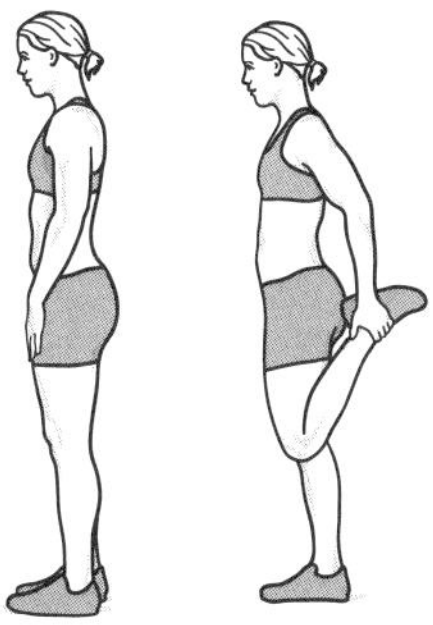

6 Dehnung der Oberschenkelvorderseite im Stand

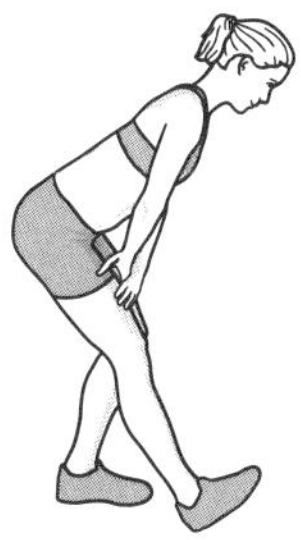

7 Dehnung der Beinrückseite im Stand

28 Gymnastik vor dem Frühstück

Trainingsdauer: 25 Minuten

1 **2** 3

	Übungen	Wiederholungen/ Belastungszeit	Sätze	Seite
1	Seitneigung im Schneidersitz	je 15 Wdh.	1	123
2	Katze-Kuh	15 Wdh.	1	120
3	Beinheben im Vierfüßlerstand	je 15 Wdh.	2	127
4	Muschel	je 15 Wdh.	2	128
5	Aktivierung der Oberschenkelinnenseite	je 15 Wdh.	2	128
6	Brücke	15 Wdh.	2	126
7	Diagonaler Crunch	je 10 Wdh.	2	132
8	Dehnung des Gesäßes	je 1 Min.	1	136
9	Rotation im Sitzen	je 1 Min.	1	139
10	Frosch	1 Min.	1	120

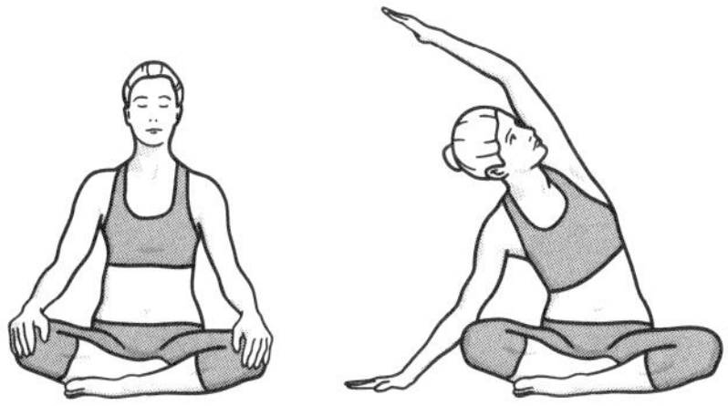

1 Seitneigung im Schneidersitz

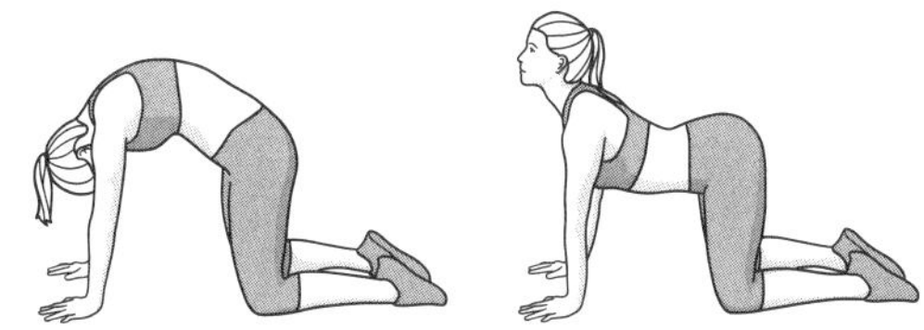

2 Katze-Kuh

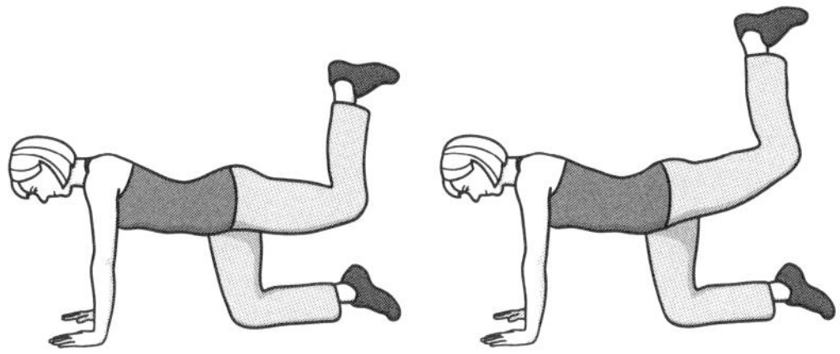

3 Beinheben im Vierfüßlerstand

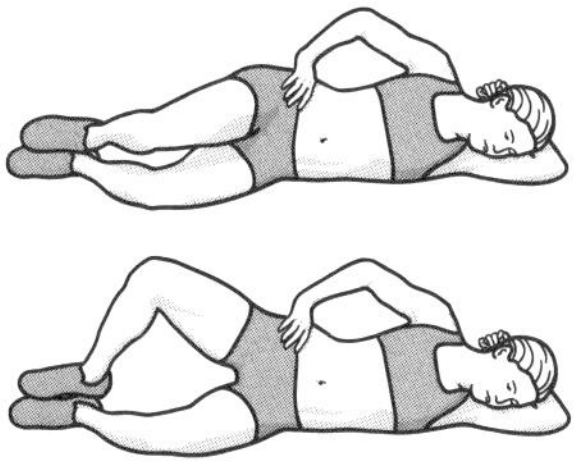

4 Muschel

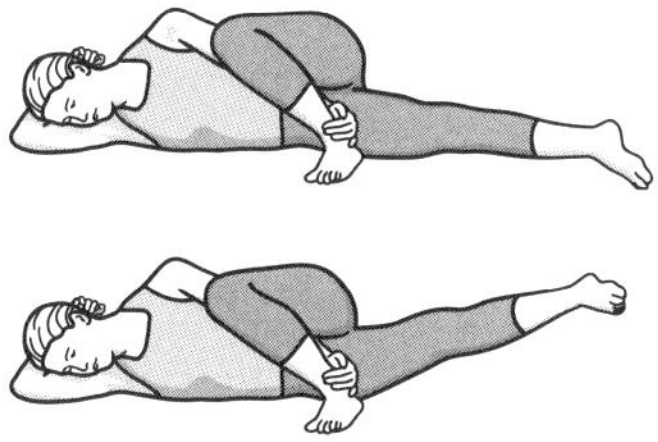

5 Aktivierung der Oberschenkelinnenseite

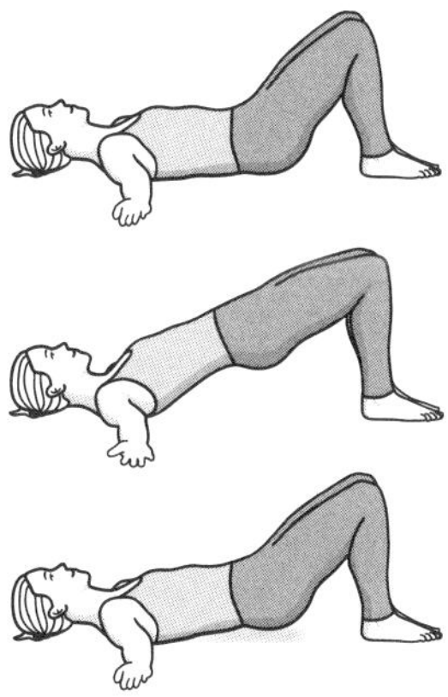

6 Brücke

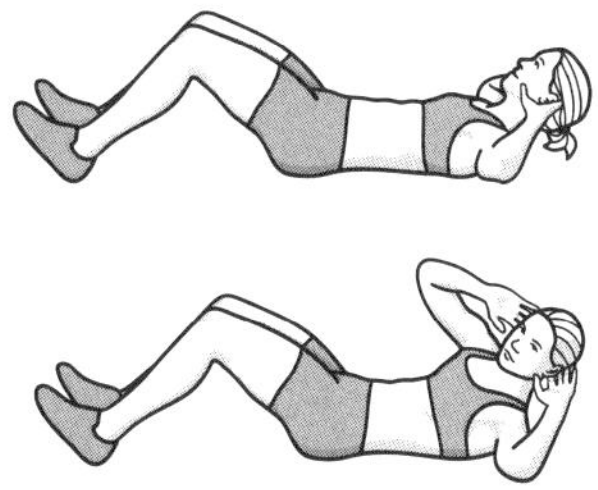

7 Diagonaler Crunch

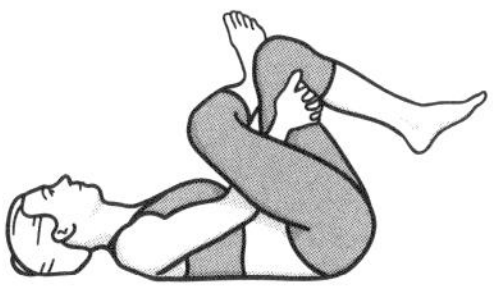

8 Dehnung des Gesäßes

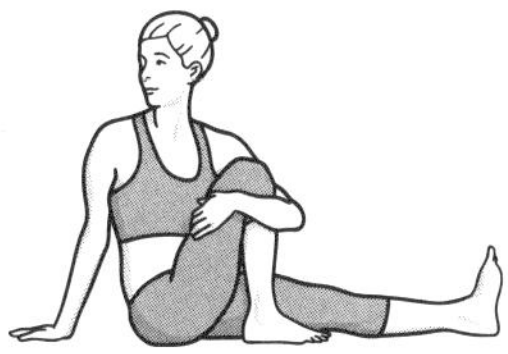

9 Rotation im Sitzen

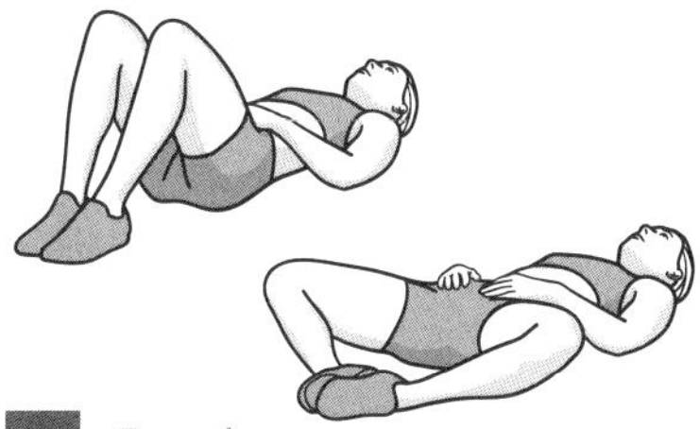

10 Frosch

29 Früh übt sich

Trainingsdauer: 20 Minuten

1 **2** 3

	Übungen	Wiederholungen/ Belastungszeit	Sätze	Seite
1	Beugung und Streckung der Brustwirbelsäule	15 Wdh.	2	118
2	Seitdehnung mit gekreuztem Bein	je 15 Wdh.	2	139
3	Side to Side	je 15 Wdh.	2	119
4	Auf der Stelle gehen	2 Min.	1	10
5	Kniebeuge mit Armen über Kopf	15 Wdh.	2	127
6	Stern	1 Min	1	142
7	Räkeln und strecken	1 Min.	1	121
8	Aufrechte Haltung	1 Min.	1	140

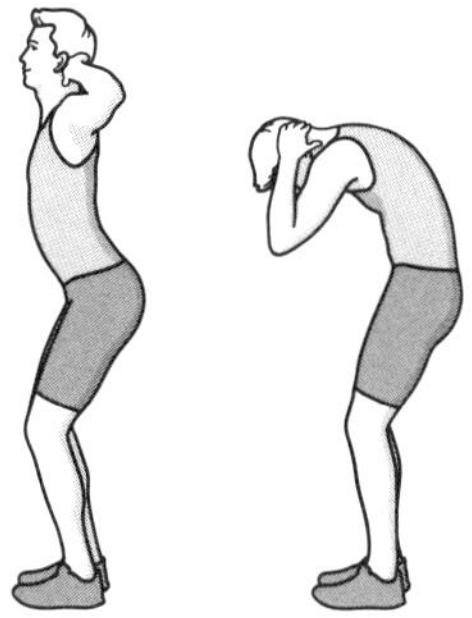

1 Beugung und Streckung der Brustwirbelsäule

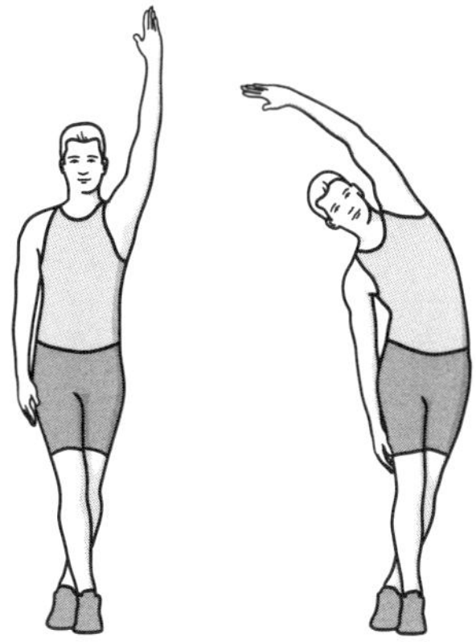

2 Seitdehnung mit gekreuztem Bein

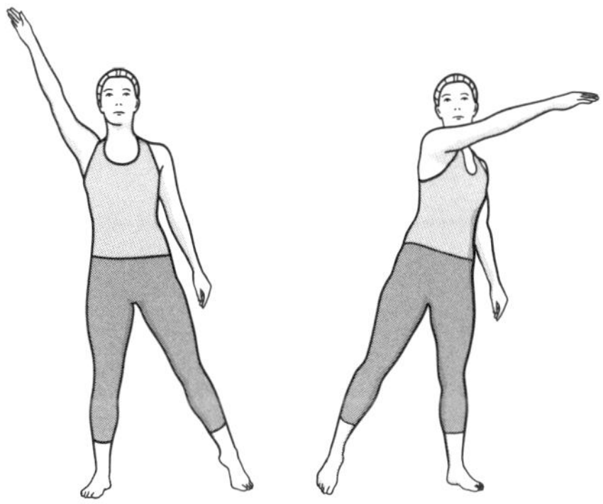

3 Side to Side

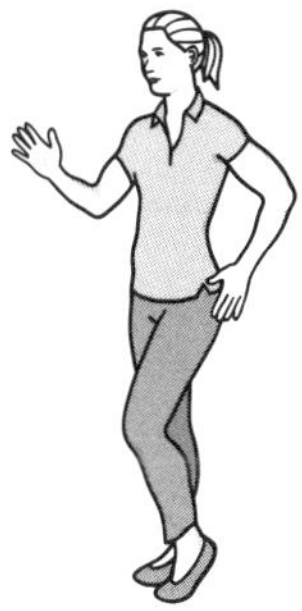

4 Auf der Stelle gehen

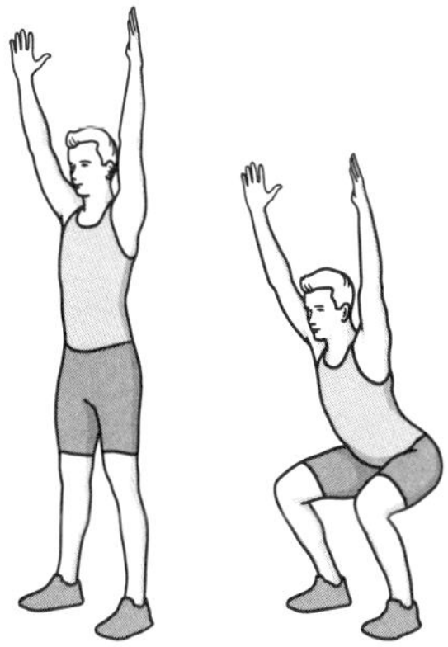

5 Kniebeuge mit Armen über Kopf

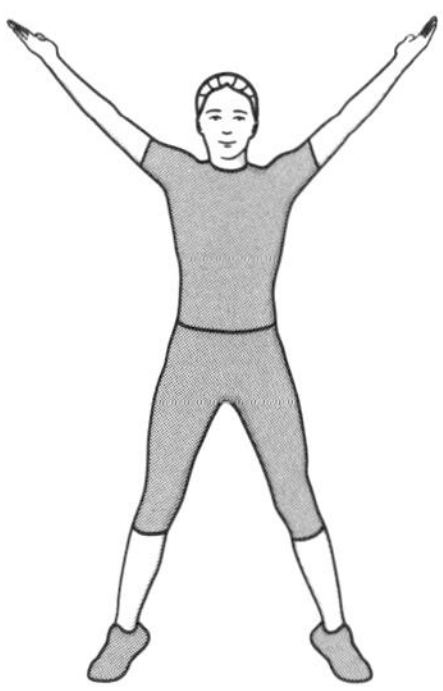

6 Stern

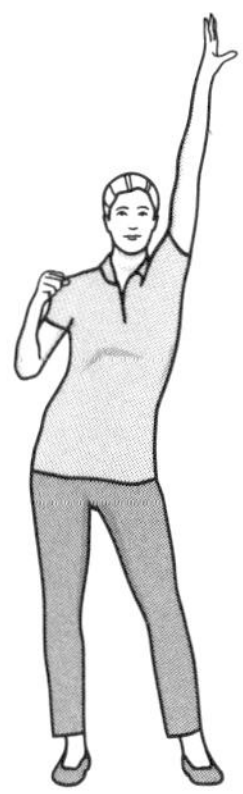

7 Räkeln und strecken

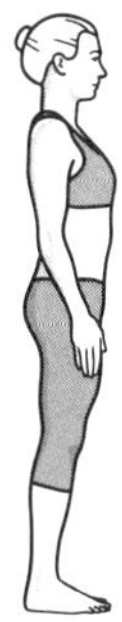

8 Aufrechte Haltung

30 Wach und frisch

Trainingsdauer: 10 Minuten

1 2 3

	Übungen	Wiederholungen/ Belastungszeit	Sätze	Seite
1	Baum	je 30 Sek.	1	141
2	Auf der Stelle gehen	2–3 Min.	1	10
3	Diagonales Knieheben	1 Min.	2	123
4	Schütteln	1 Min.	1	122
5	Seitdehnung mit gekreuztem Bein	je 1 Min.	1	139
6	Räkeln und strecken	1 Min.	1	121

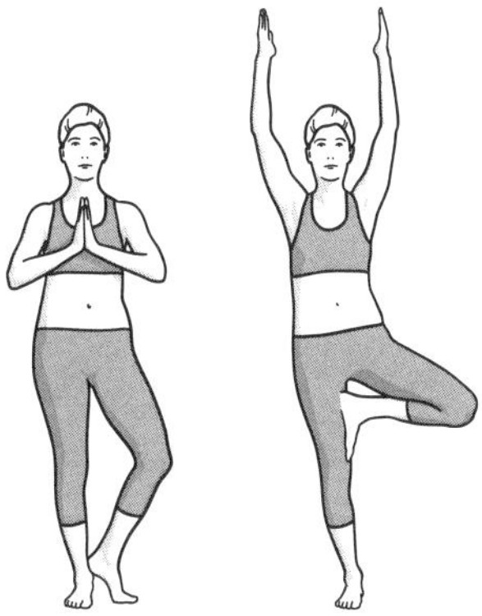

1 Baum

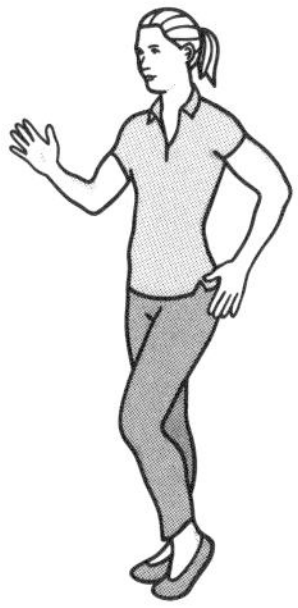

2 Auf der Stelle gehen

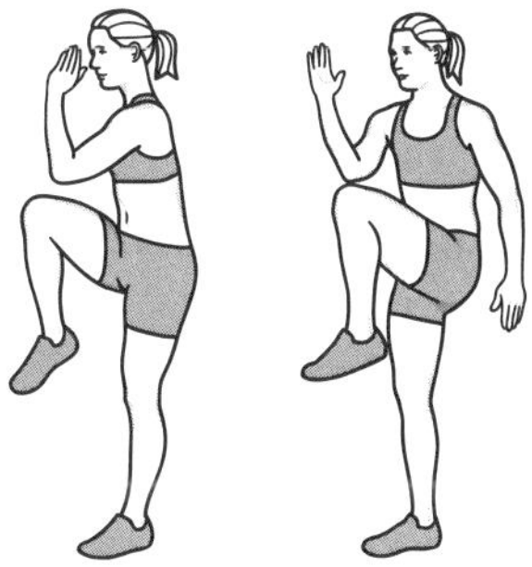

3 Diagonales Knieheben

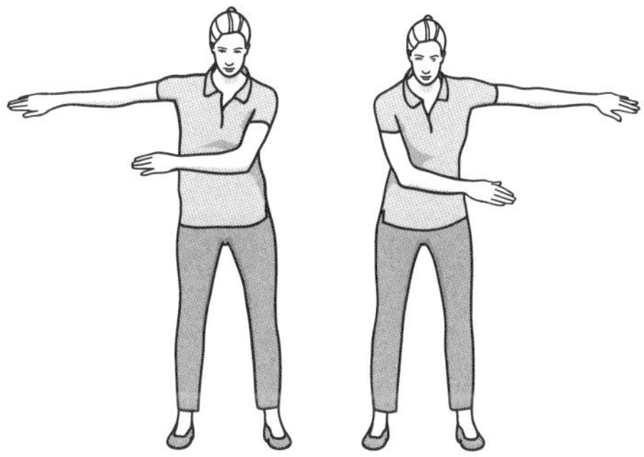

4 Schütteln

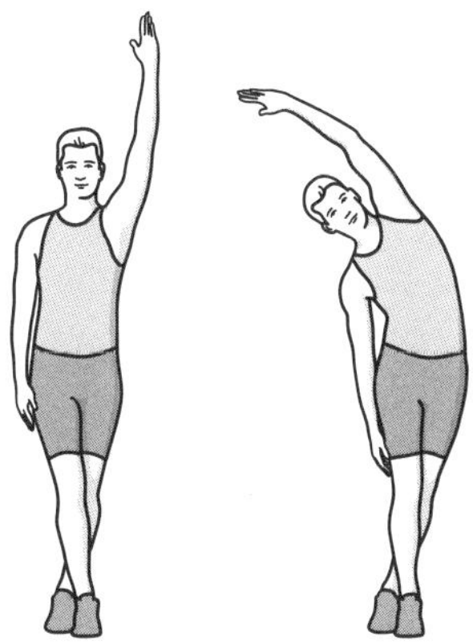

5 Seitdehnung mit gekreuztem Bein

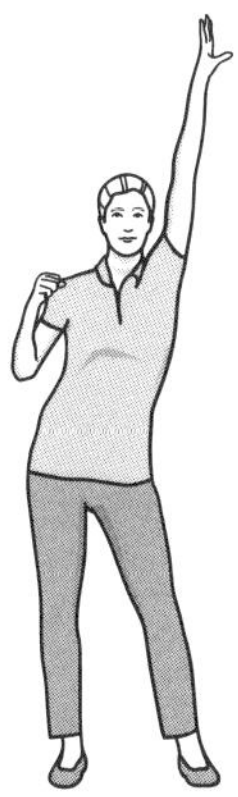

6 Räkeln und strecken

31 Stretching am Morgen

Trainingsdauer: 15 Minuten

1 2 3

	Übungen	Wiederholungen/ Belastungszeit	Sätze	Seite
1	Räkeln und strecken	1 Min.	1	121
2	Katze-Kuh	15 Wdh.	1	120
3	Tiefer Ausfallschritt mit Rotation	je 1 Min.	1	135
4	Kamel	1 Min.	1	138
5	Päckchenstellung	2 Min.	1	140
6	Krokodil	je 1 Min.	1	139
7	Entspannung in Rückenlage	3–5 Min.	1	140

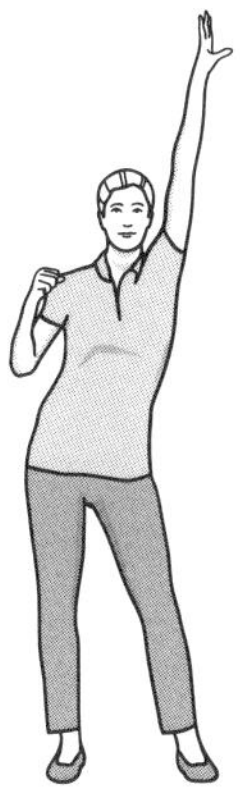

1 Räkeln und strecken

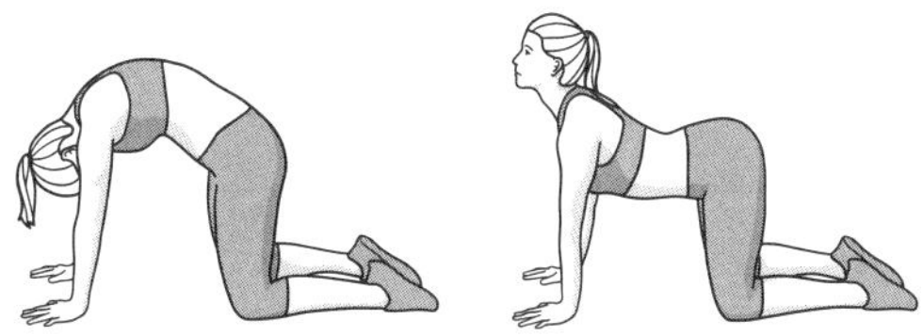

2 Katze-Kuh

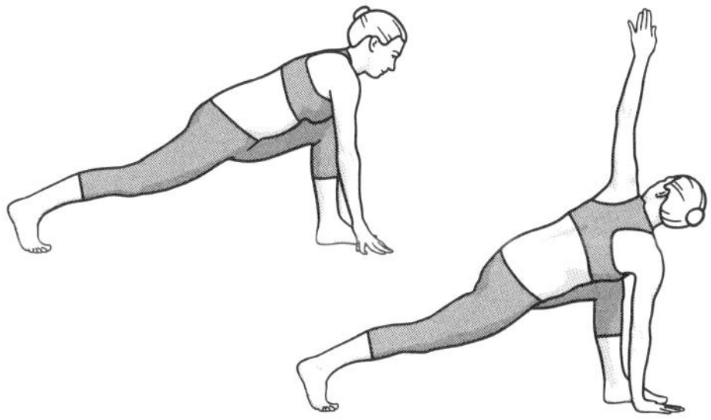

3 Tiefer Ausfallschritt mit Rotation

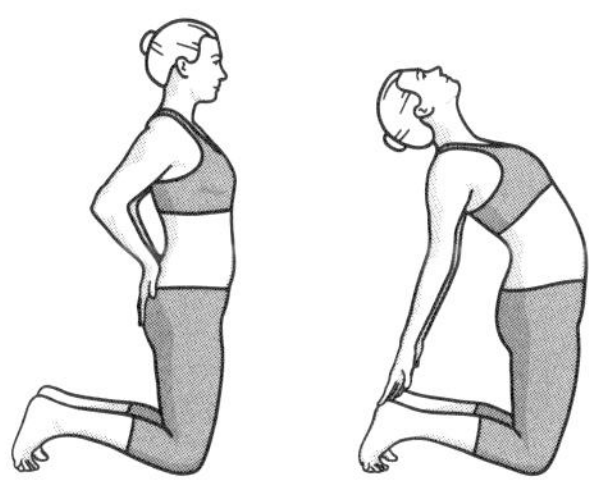

4 Kamel

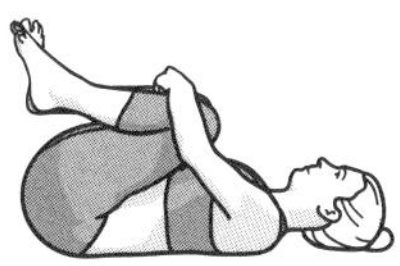

5 Päckchenstellung

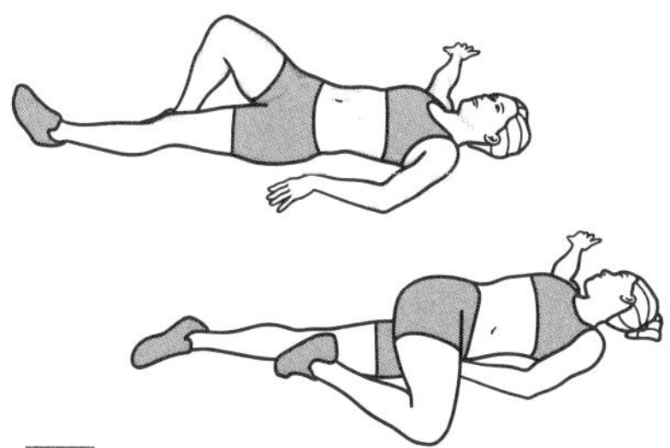

6 Krokodil

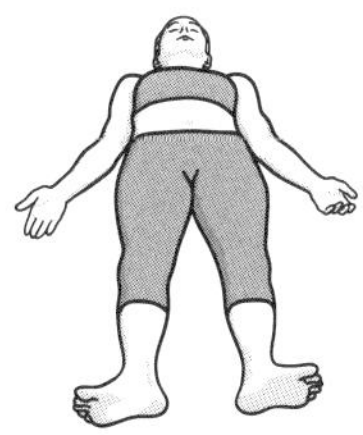

7 Entspannung in Rückenlage

32 Fitte Venen

Trainingsdauer: 15 Minuten

1 2 3

	Übungen	Wiederholungen/ Belastungszeit	Sätze	Seite
1	Füße strecken und beugen	je 30 Wdh.	1	119
2	Auf den Füßen wippen	30 Wdh.	1	10
3	Auf der Stelle gehen	2 Min.	1	10
4	Kniebeuge	15 Wdh.	2	127
5	Ausfallschritt	je 15 Wdh.	2	125
6	Dehnung der Oberschenkelvorderseite im Stand	je 1 Min.	1	137
7	Knie hochziehen	je 1 Min.	1	120
8	Dehnung der Beinrückseite im Stand	je 1 Min.	1	135

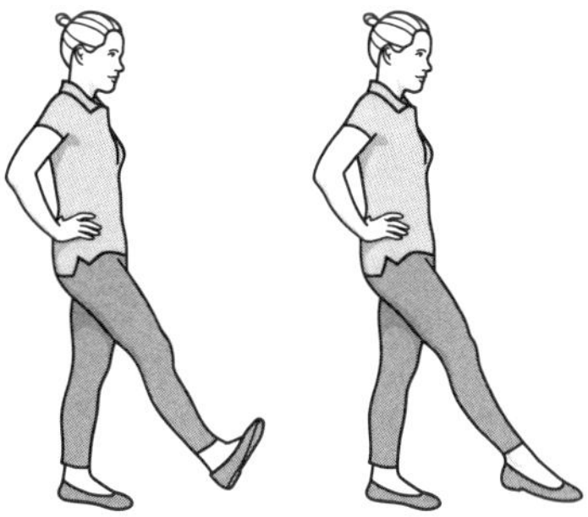

1 Füße strecken und beugen

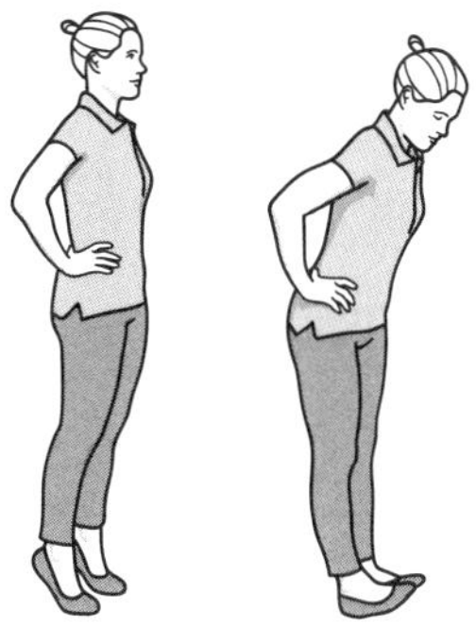

2 Auf den Füßen wippen

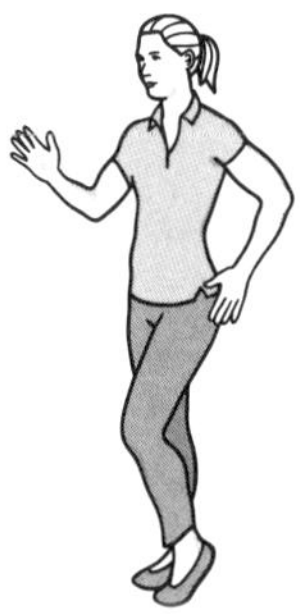

3 Auf der Stelle gehen

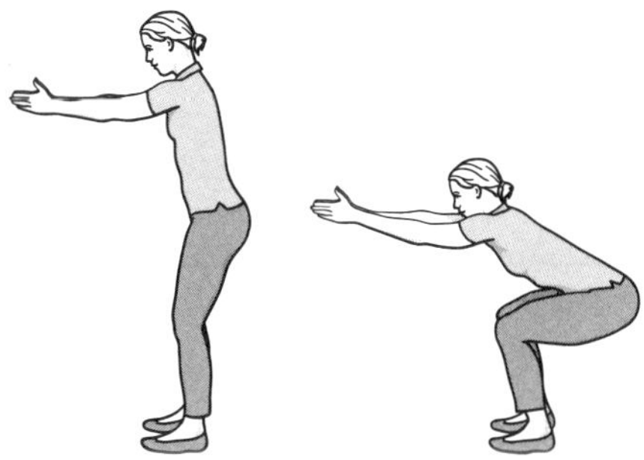

4 Kniebeuge

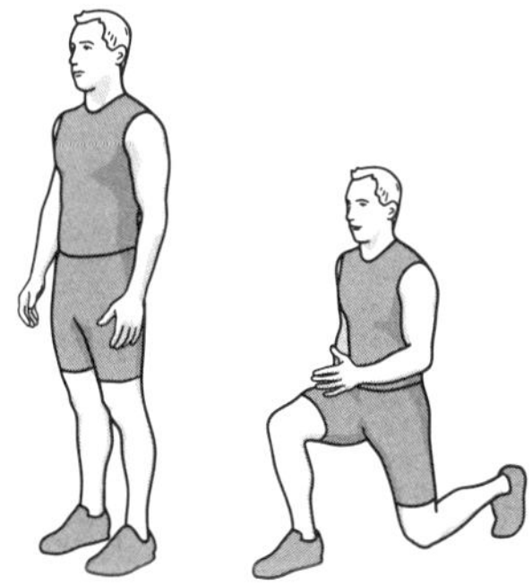

5 Ausfallschritt

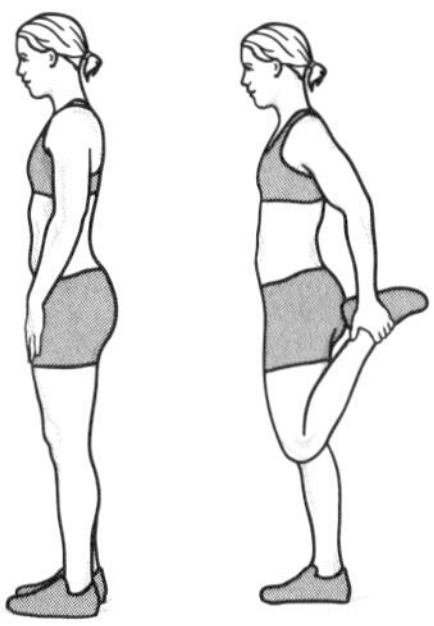

6 Dehnung der Oberschenkelvorderseite im Stand

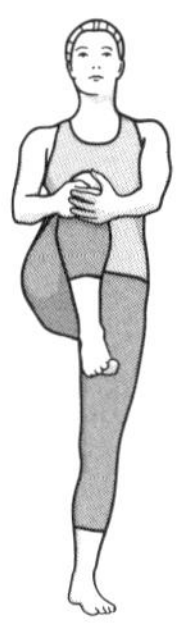

7 Knie hochziehen

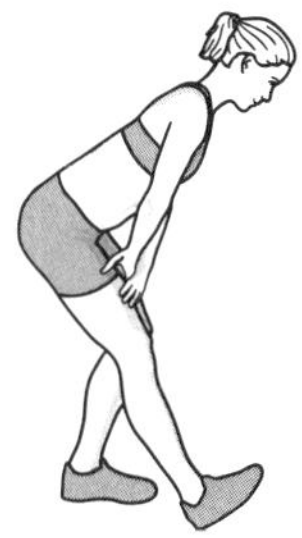

8 Dehnung der Beinrückseite im Stand

33 Beweglich und stabil

Trainingsdauer: 20 Minuten

1 **2** 3

	Übungen	Wiederholungen/ Belastungszeit	Sätze	Seite
1	Schultern vor und zurück	15 Wdh.	2	122
2	Beugung und Streckung der Brustwirbelsäule	15 Wdh.	2	118
3	Seitdehnung mit gekreuztem Bein	je 30 Sek.	2	139
4	Hüftkreisen	je 15 Wdh.	2	10
5	Einbeinstand mit überkreuzten Armen	je 30 Sek.	2	141
6	Standwaage mit abgestütztem Arm	je 15 Wdh.	2	142
7	Auf den Füßen wippen	30 Wdh.	2	10
8	Stern	1 Min.	2	142
9	Räkeln und strecken	1 Min.	1	121

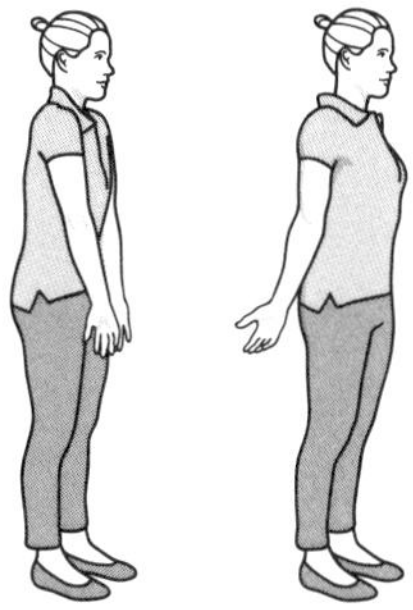

1 Schultern vor und zurück

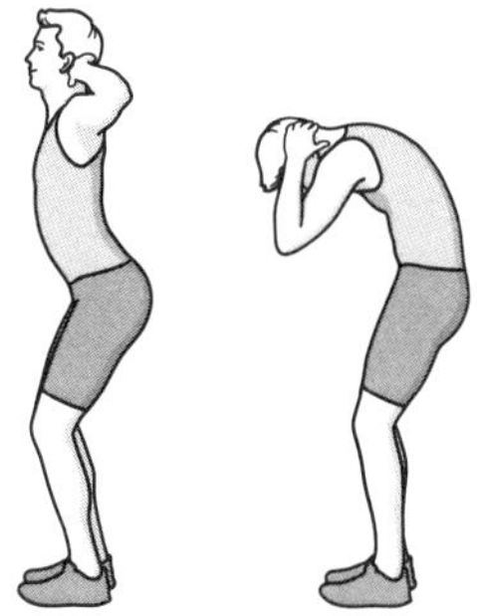

2 Beugung und Streckung der Brustwirbelsäule

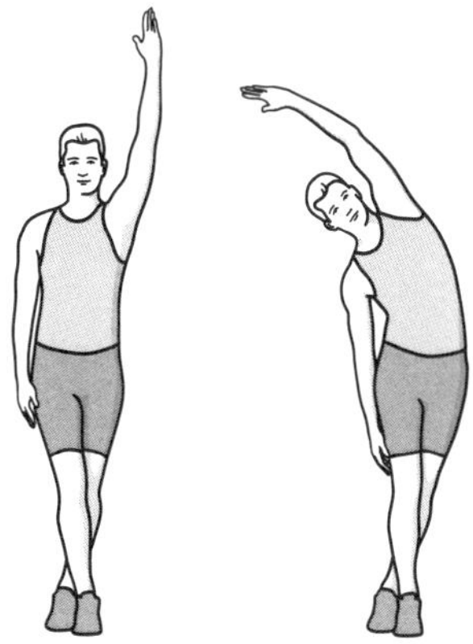

3 Seitdehnung mit gekreuztem Bein

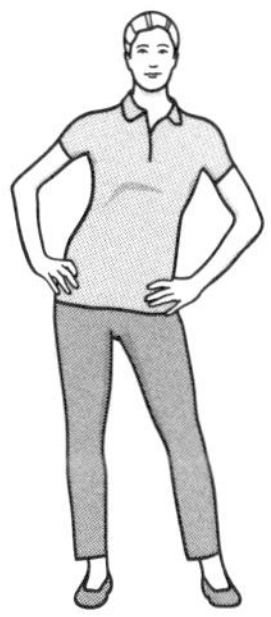

4 Hüftkreisen

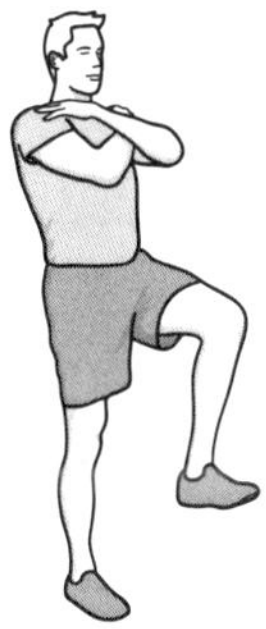

5 Einbeinstand mit überkreuzten Armen

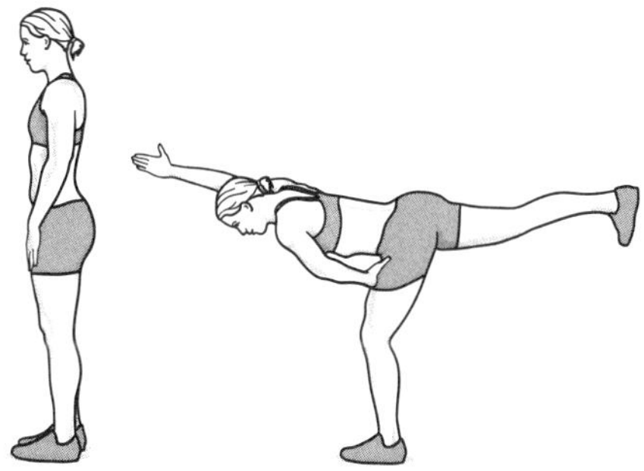

6 Standwaage mit abgestütztem Arm

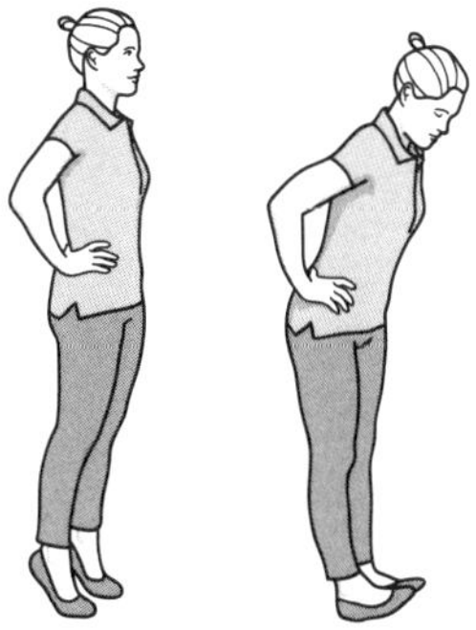

7 Auf den Füßen wippen

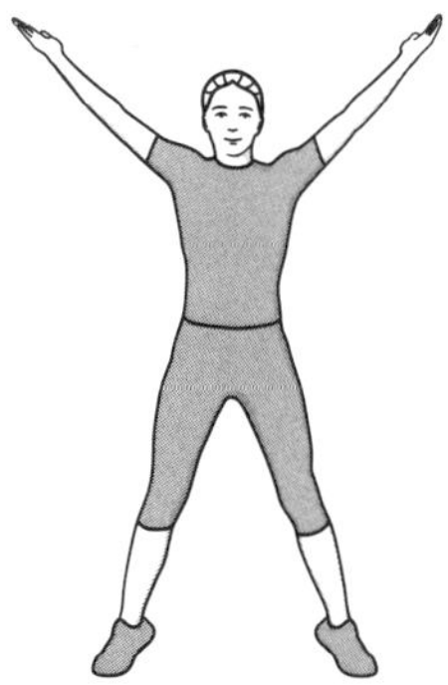

8 Stern

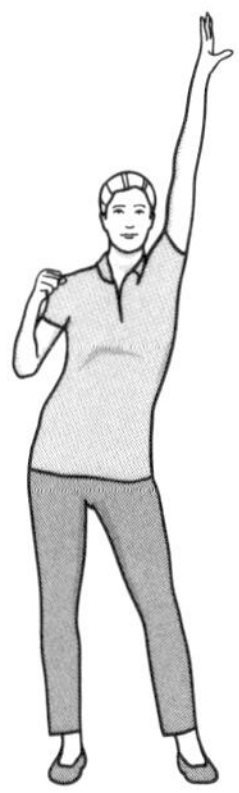

9 Räkeln und strecken

34 Wake-up-Walking

Trainingsdauer: 20 Minuten

1 **2** 3

	Übungen	Wiederholungen/ Belastungszeit	Sätze	Seite
1	Füße strecken und beugen	je 30 Wdh.	1	119
2	Auf den Füßen wippen	1 Min.	1	10
3	Auf der Stelle gehen	3 Min.	1	10
4	Räkeln und strecken	1 Min.	1	121
5	Auf der Stelle gehen	3 Min.	1	10
6	Armschwünge beidarmig	1 Min.	1	118
7	Auf der Stelle gehen	3 Min.	1	10
8	Seilspringen	1 Min.	1	124
9	Dehnung der Beinrückseite im Stand	je 1 Min.	1	135
10	Dehnung der Oberschenkelvorderseite im Stand	je 1 Min.	1	137

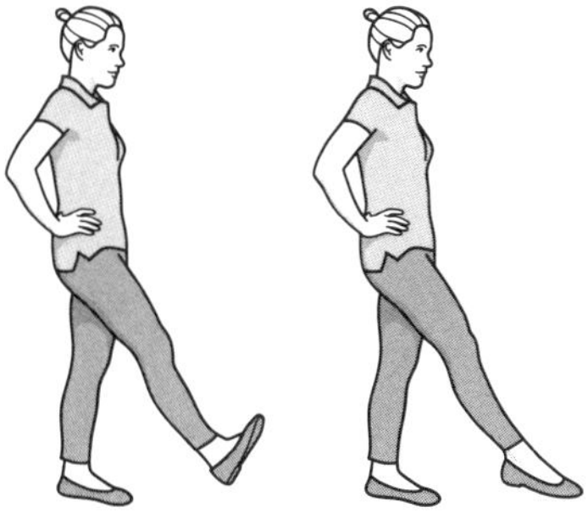

1 Füße strecken und beugen

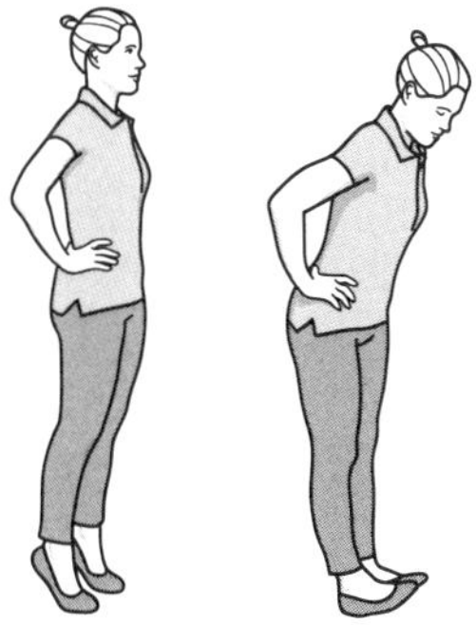

2 Auf den Füßen wippen

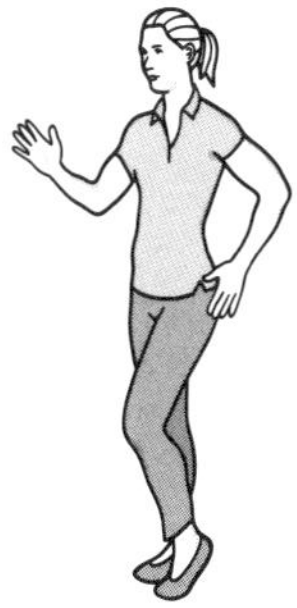

3 Auf der Stelle gehen

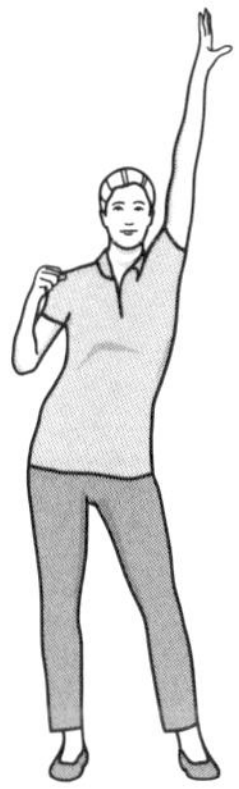

4 Räkeln und strecken

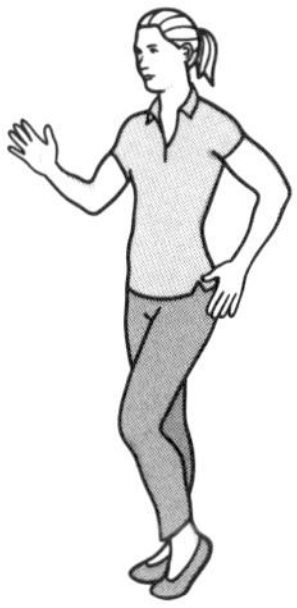

5 Auf der Stelle gehen

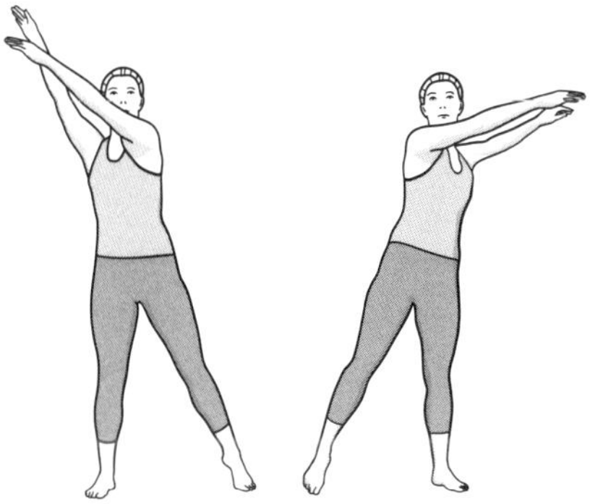

6 Armschwünge beidarmig

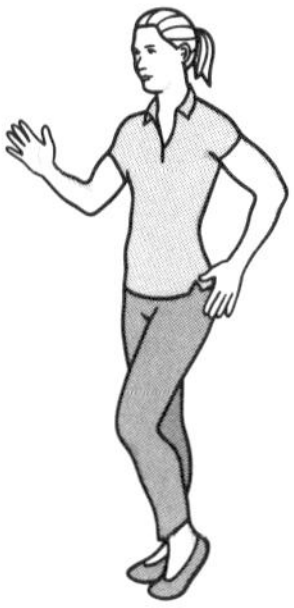

7 Auf der Stelle gehen

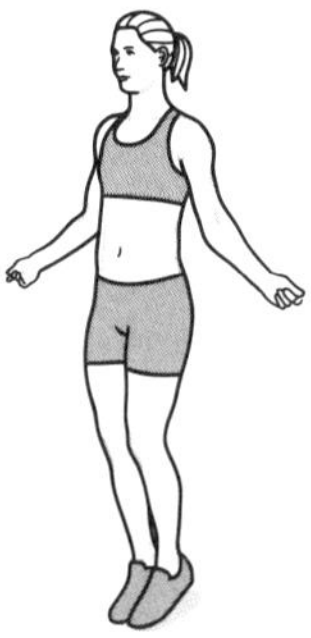

8 Seilspringen

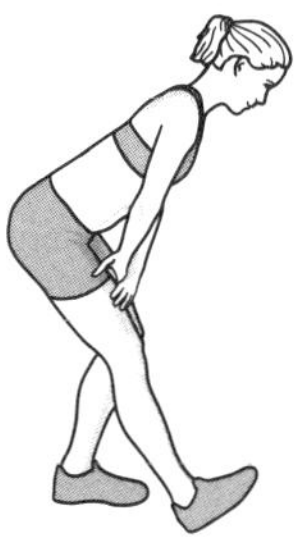

9 Dehnung der Beinrückseite im Stand

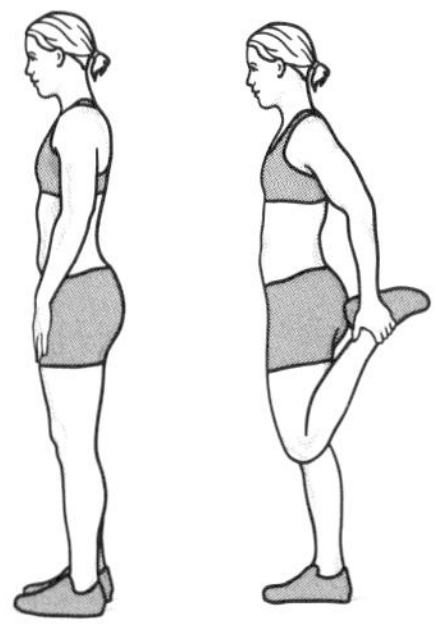

10 Dehnung der Oberschenkelvorderseite im Stand

35 Pilates vor dem Frühstück

Trainingsdauer: 20 Minuten

1 **2** 3

	Übungen	**Wiederholungen/ Belastungszeit**	**Sätze**	**Seite**
1	Beugung und Streckung der Brustwirbelsäule	15 Wdh.	1	118
2	Seitdehnung mit gekreuztem Bein	je 1 Min.	1	139
3	Armschere in Kniebeugeposition	20 Sek.	2	131
4	Spine Twist	je 10 Wdh.	2	133
5	Rolling like a ball	15 Wdh.	2	121
6	Gerades Beinkreisen	je 15 Wdh.	2	128
7	Muschel	je 15 Wdh.	2	128
8	Katze-Kuh	15 Wdh.	1	120
9	Aufrechte Haltung	1 Min.	1	140

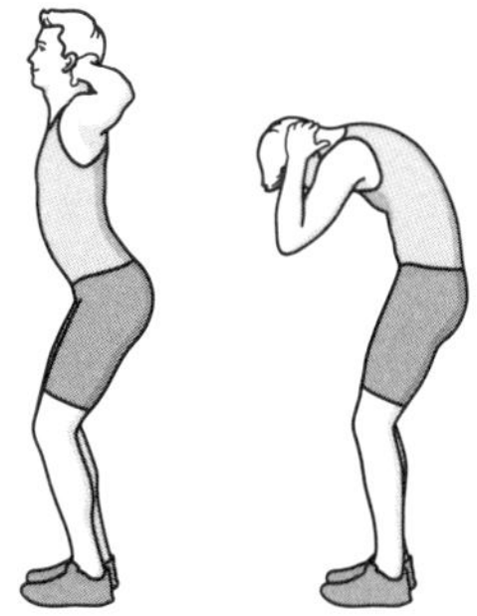

1 Beugung und Streckung der Brustwirbelsäule

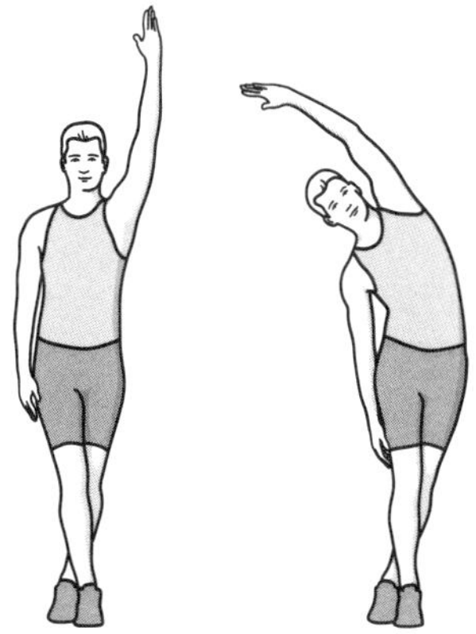

2 Seitdehnung mit gekreuztem Bein

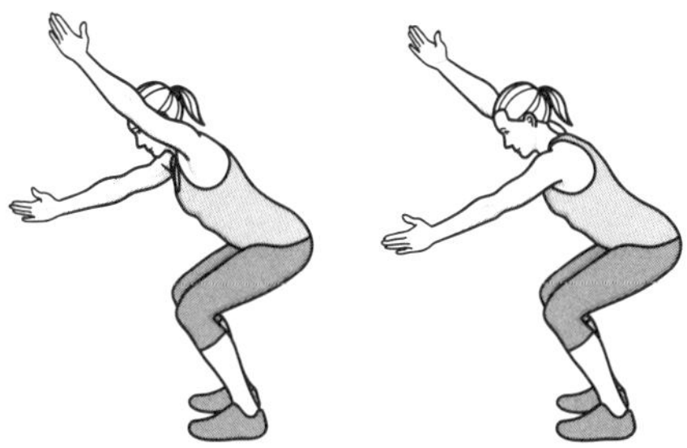

3 Armschere in Kniebeugeposition

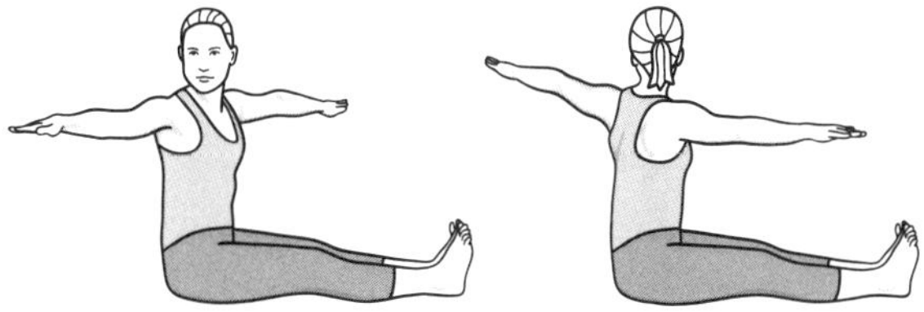

4 Spine Twist

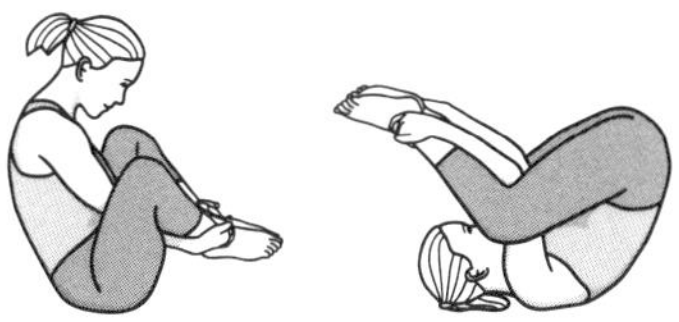

5 Rolling like a ball

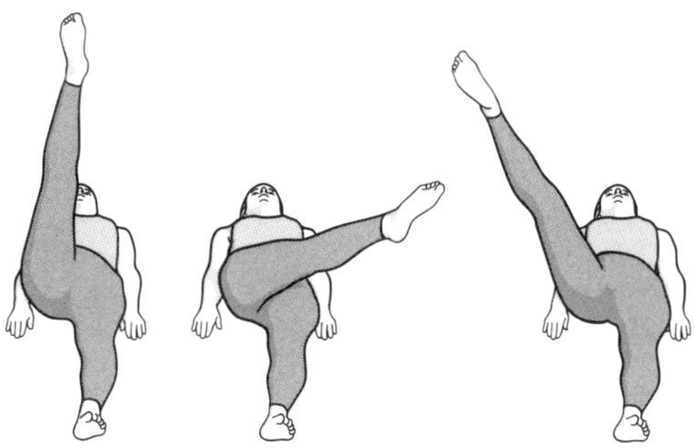

6 Gerades Beinkreisen

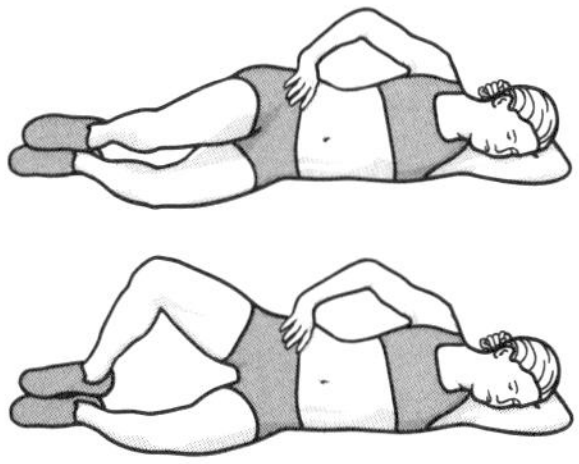

7 Muschel

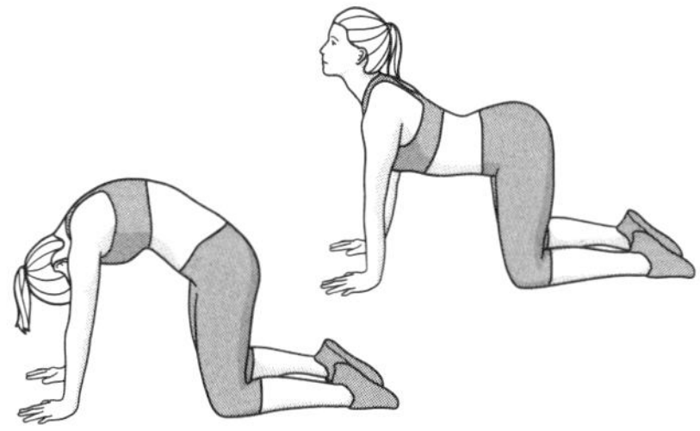

8 Katze-Kuh

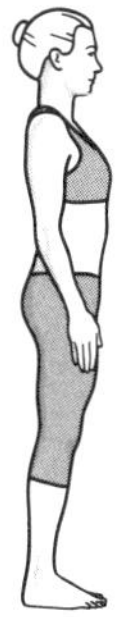

9 Aufrechte Haltung

36 Leichte Gymnastik

Trainingsdauer: 20 Minuten

1 2 3

	Übungen	Wiederholungen/ Belastungszeit	Sätze	Seite
1	Räkeln und strecken	1 Min.	1	121
2	Wirbelsäulenmobilisation	15 Wdh.	1	10
3	Hüftkreisen	15 Wdh.	1	10
4	Beinheben seitlich	je 15 Wdh.	1	125
5	Kniebeuge	15 Wdh.	1	127
6	Oberkörper-Lift	15 Wdh.	1	130
7	Bein im Liegen schwingen	je 15 Wdh.	1	126
8	Diagonaler Crunch	je 15 Wdh.	1	132
9	Dehnung des Gesäßes	je 1 Min.	1	136
10	Hüftbeugerdehnung in Seitlage	je 1 Min.	1	137

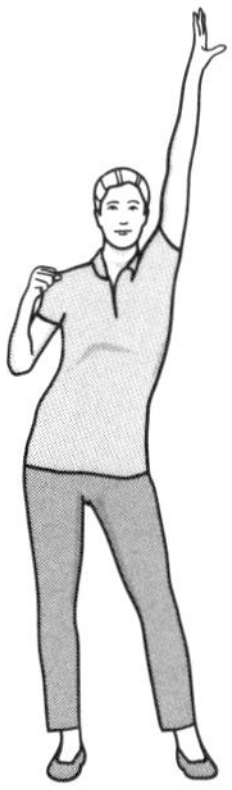

1 Räkeln und strecken

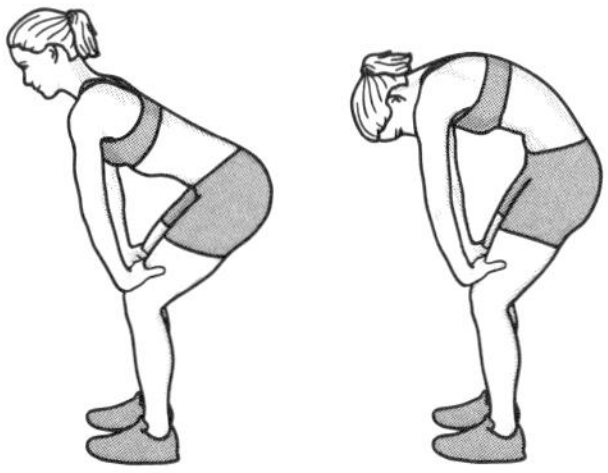

2 Wirbelsäulenmobilisation

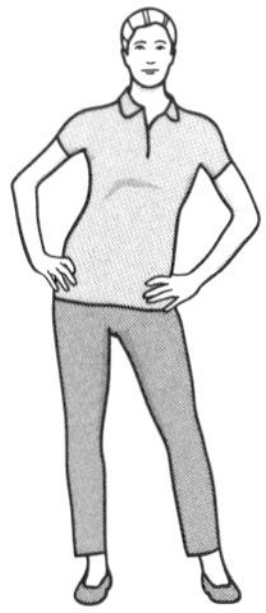

3 Hüftkreisen

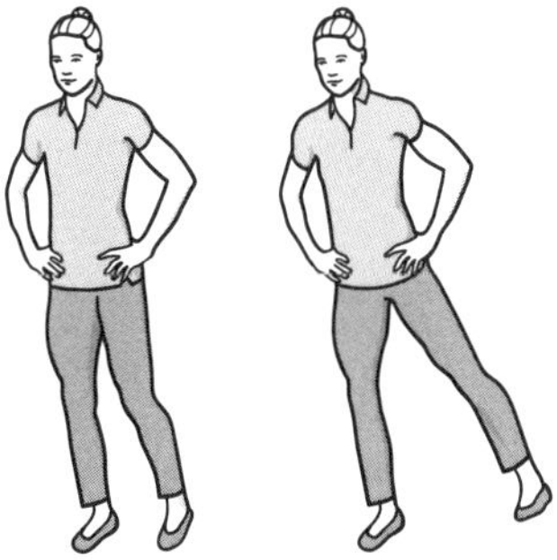

4 Beinheben seitlich

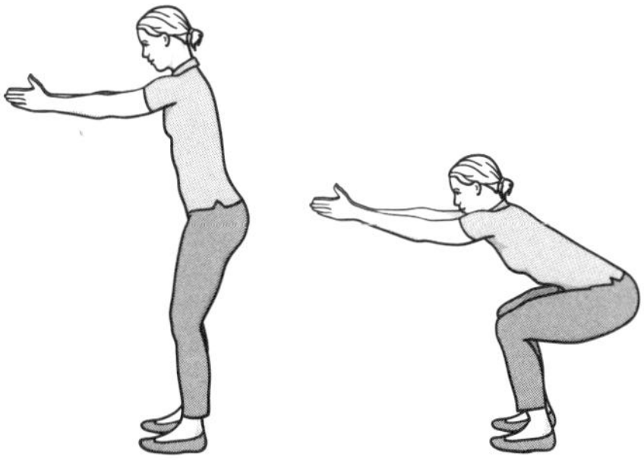

5 Kniebeuge

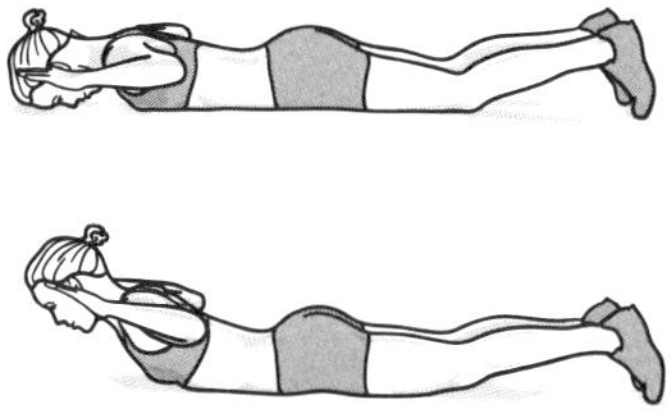

6 Oberkörper-Lift

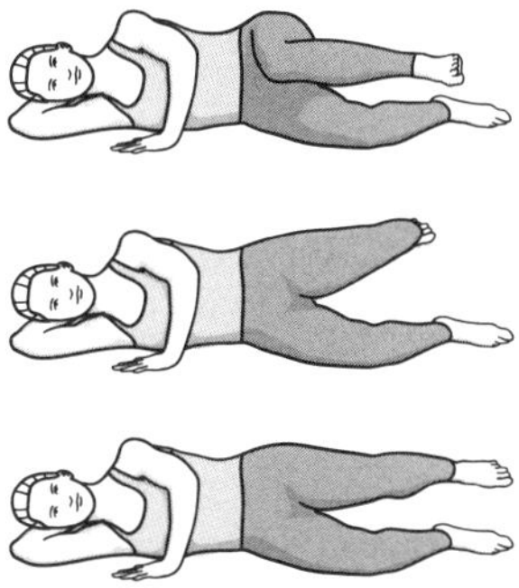

7 Bein im Liegen schwingen

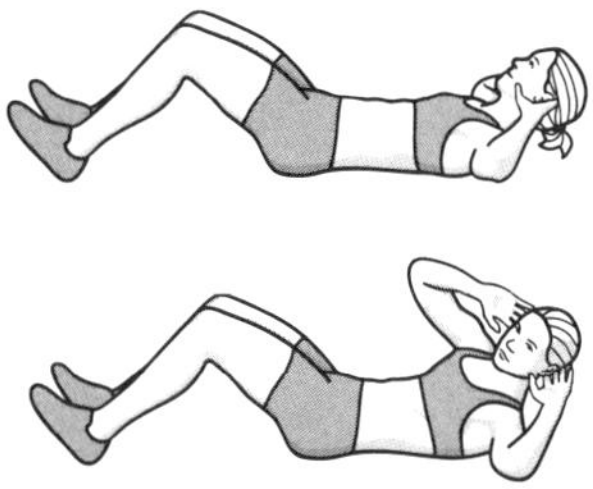

8 Diagonaler Crunch

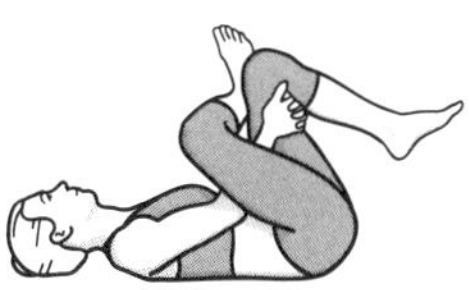

9 Dehnung des Gesäßes

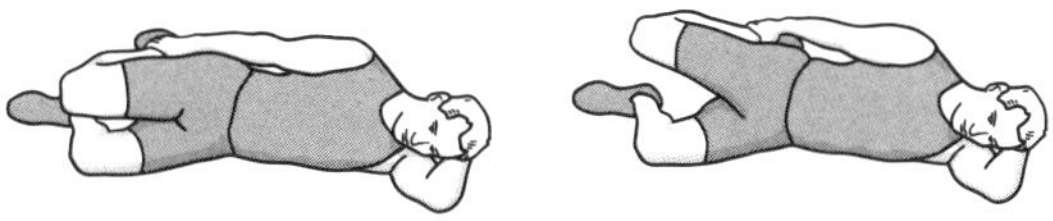

10 Hüftbeugerdehnung in Seitlage

37 Yoga am Morgen

Trainingsdauer: 20 Minuten

1 2 3

	Übungen	Wiederholungen/ Belastungszeit	Sätze	Seite
1	Seitneigung im Schneidersitz	je 1 Min.	1	123
2	Rotation im Sitzen	je 1 Min.	1	139
3	Rücken runden im Sitzen	20 Wdh.	1	122
4	Brücke	20 Wdh.	1	126
5	Brust-Bauch-Atmung	2–3 Min.	1	140
6	Frosch	2–3 Min.	1	120
7	Entspannung in Rückenlage	2–3 Min.	1	140

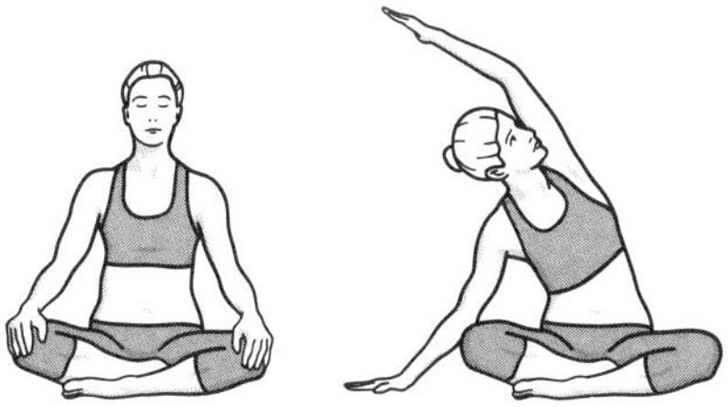

1 Seitneigung im Schneidersitz

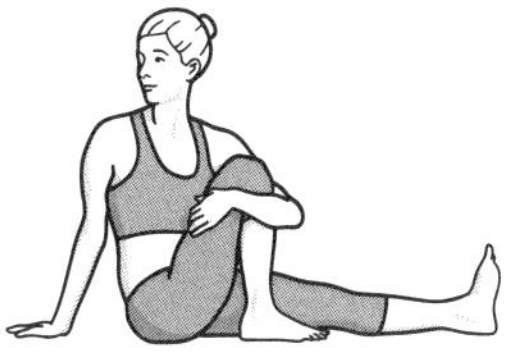

2 Rotation im Sitzen

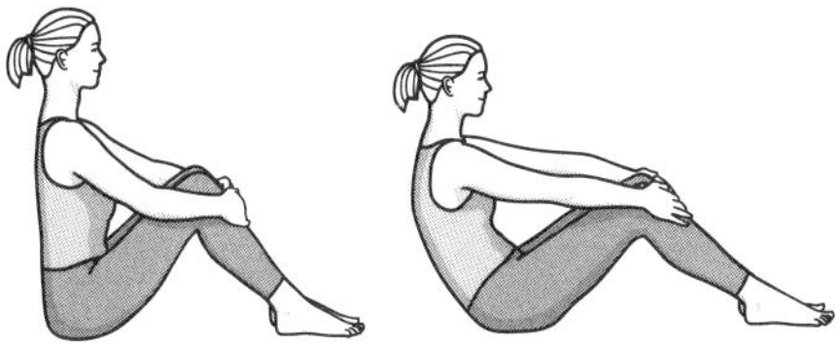

3 Rücken runden im Sitzen

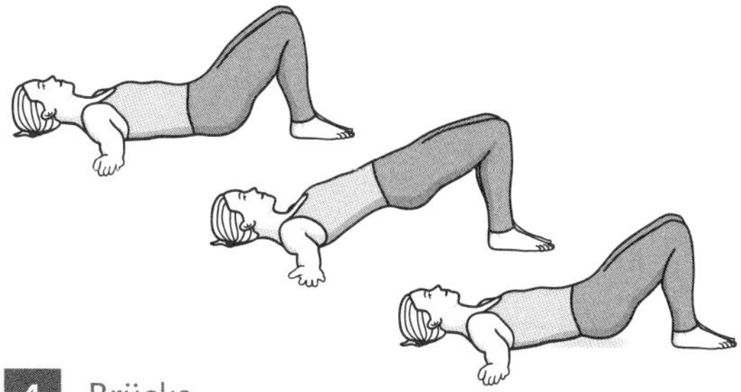

4 Brücke

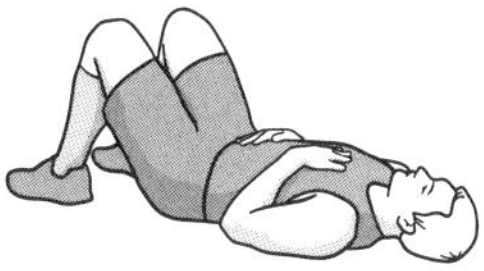

5 Brust-Bauch-Atmung

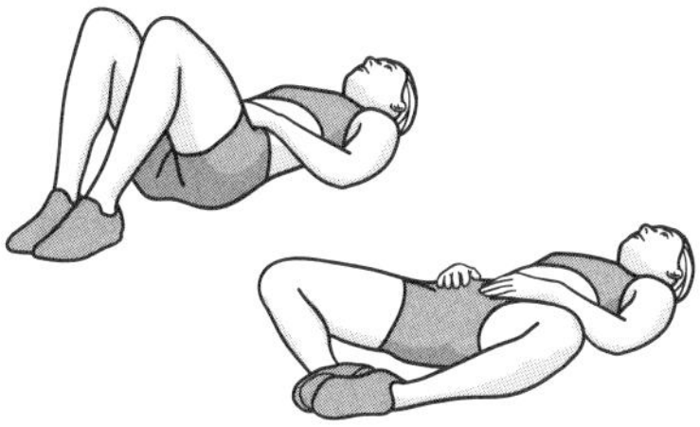

6 Frosch

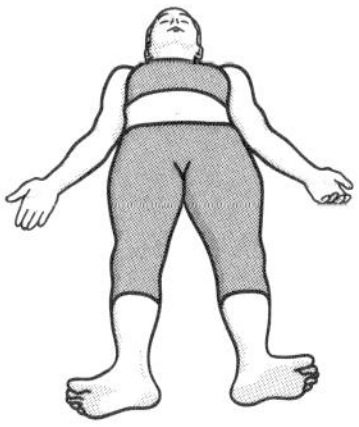

7 Entspannung in Rückenlage

38 Morgengymnastik auf der Matte

Trainingsdauer: 15 Minuten

1 2 3

	Übungen	Wiederholungen/ Belastungszeit	Sätze	Seite
1	Rücken runden im Schneidersitz	15 Wdh.	1	122
2	Hüftmobilisation im Sitzen	je 10 Wdh.	1	120
3	Frosch	15 Wdh.	1	120
4	Brücke	15 Wdh.	1	126
5	Diagonaler Crunch	je 15 Wdh.	1	132
6	Muschel	je 15 Wdh.	1	128
7	Kobra	15 Wdh.	1	132
8	Katze-Kuh	15 Wdh.	1	120
9	Schneidersitz	1 Min.	1	140

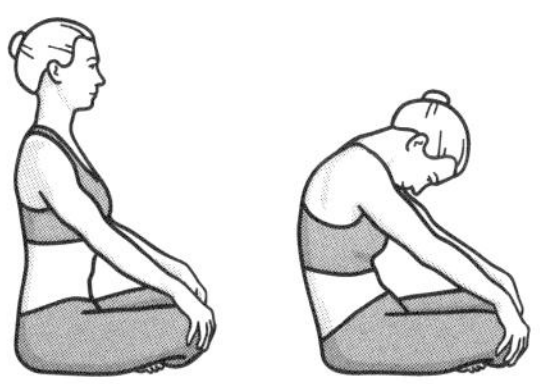

1 Rücken runden im Schneidersitz

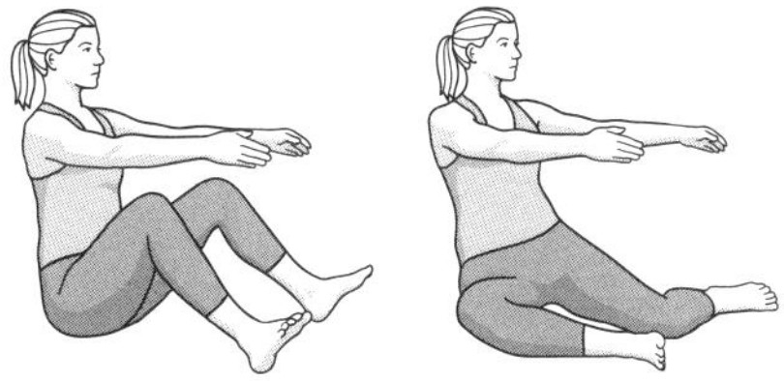

2 Hüftmobilisation im Sitzen

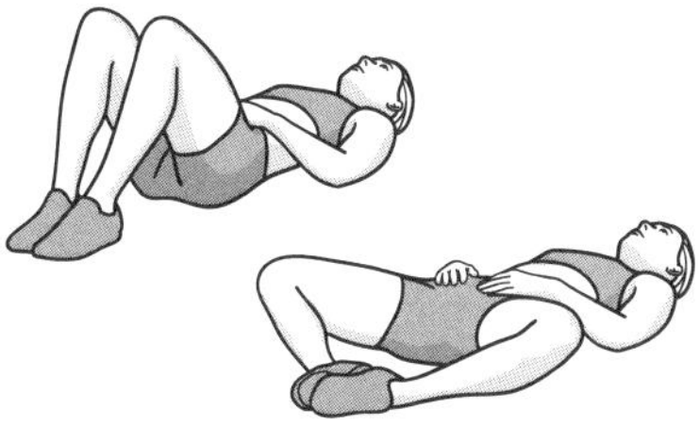

3 Frosch

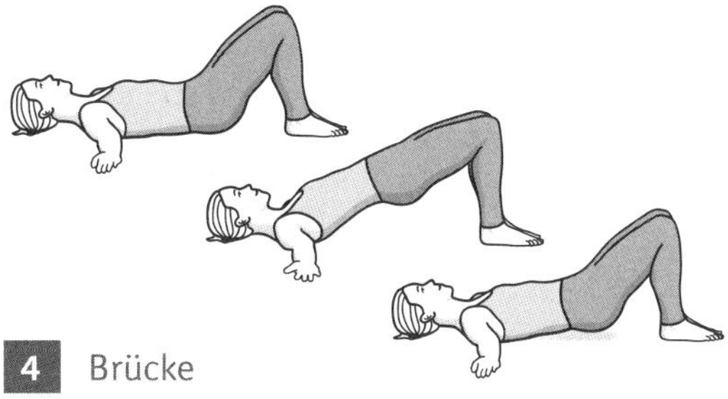

4 Brücke

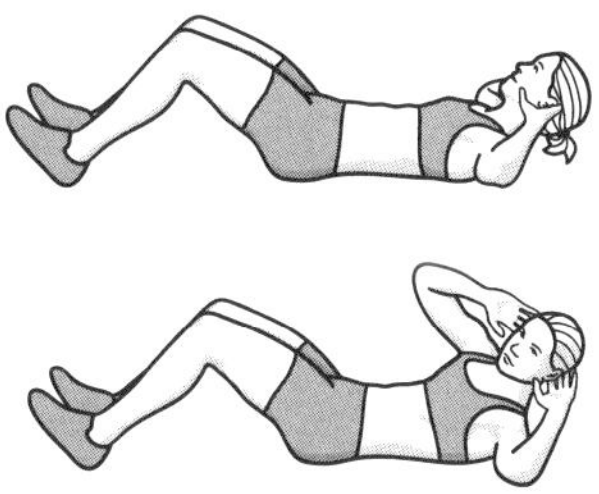

5 Diagonaler Crunch

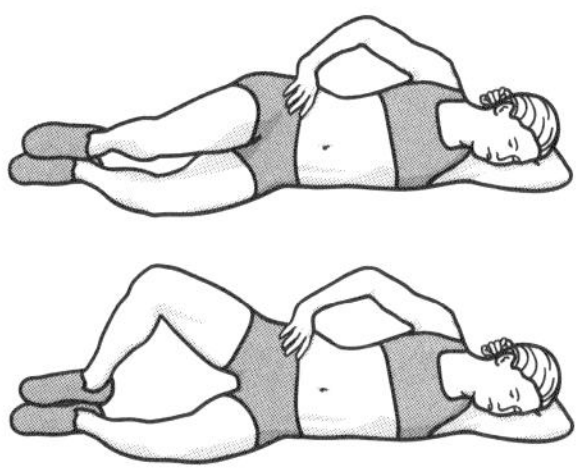

6 Muschel

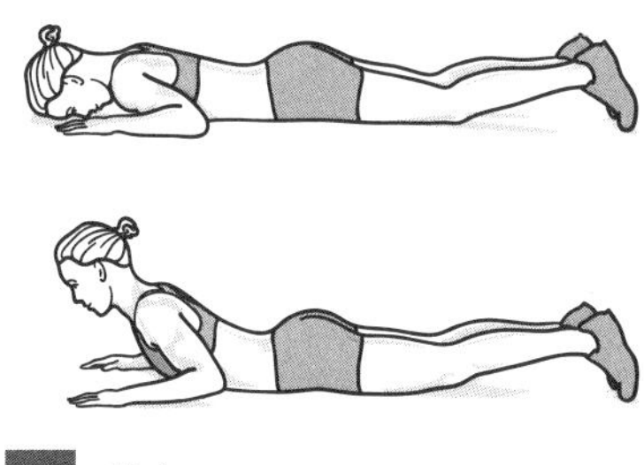

7 Kobra

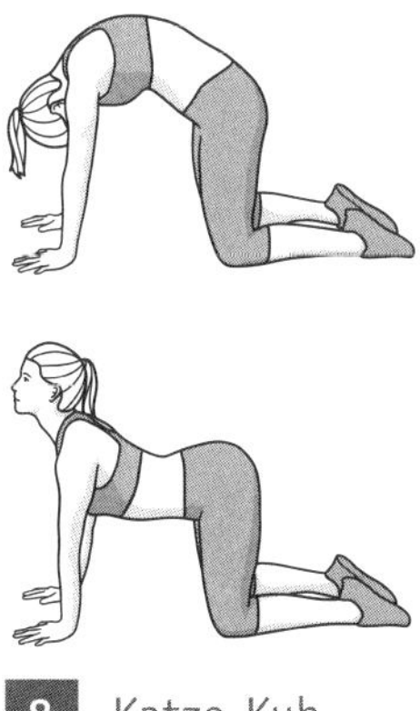

8 Katze-Kuh

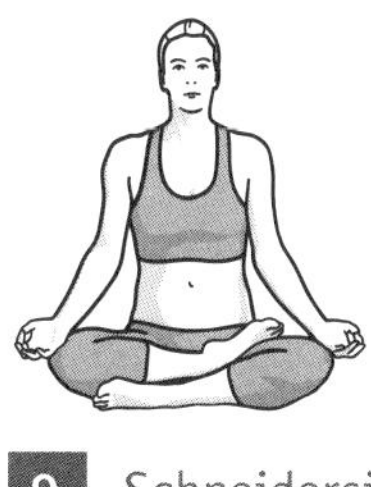

9 Schneidersitz

39 Fitness am Morgen

Trainingsdauer: 25 Minuten

1 2 **3**

	Übungen	Wiederholungen/ Belastungszeit	Sätze	Seite
1	Auf der Stelle laufen	3 Min.	1	124
2	Kniebeuge	15 Wdh.	2	127
3	Ausfallschritt mit Rotation	je 15 Wdh.	2	125
4	Liegestütz mit abgelegten Knien	15 Wdh.	2	132
5	Plank	30–60 Sek.	2	132
6	Seitstütz mit Beinheben	je 15 Wdh.	2	133
7	Brücke mit Beinheben	je 15 Wdh.	2	126
8	Diagonaler Crunch	je 15 Wdh.	2	132
9	Beckendrehen	je 1 Min.	1	138
10	Dehnung der Hüftbeuger	je 1 Min.	1	137

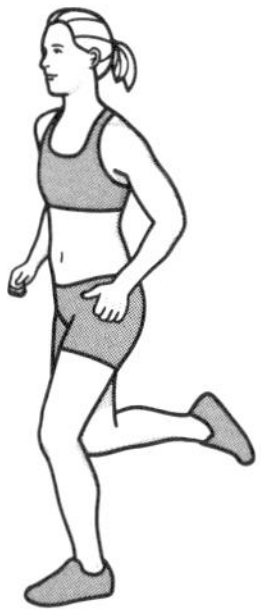

1 Auf der Stelle laufen

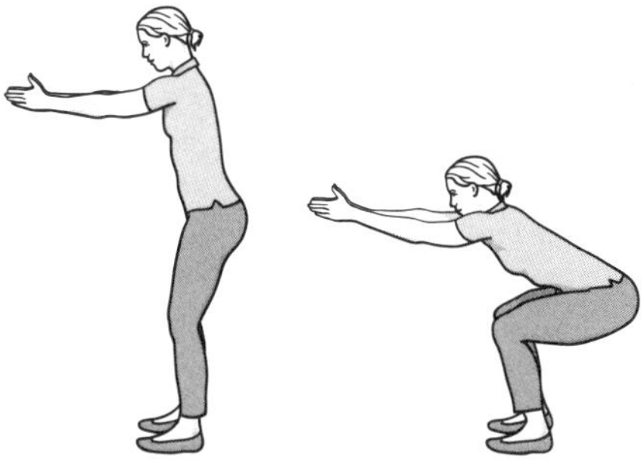

2 Kniebeuge

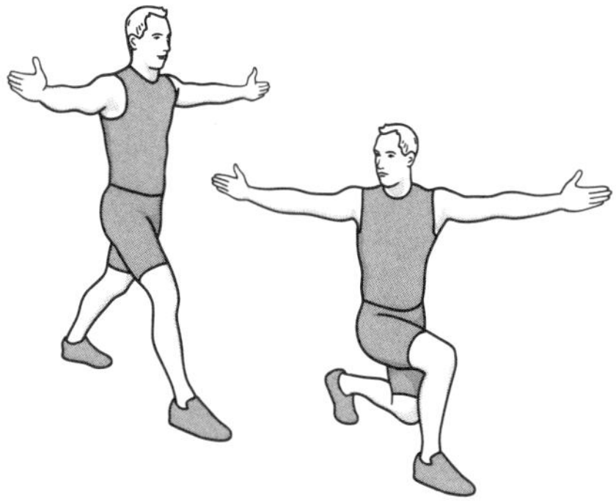

3 Ausfallschritt mit Rotation

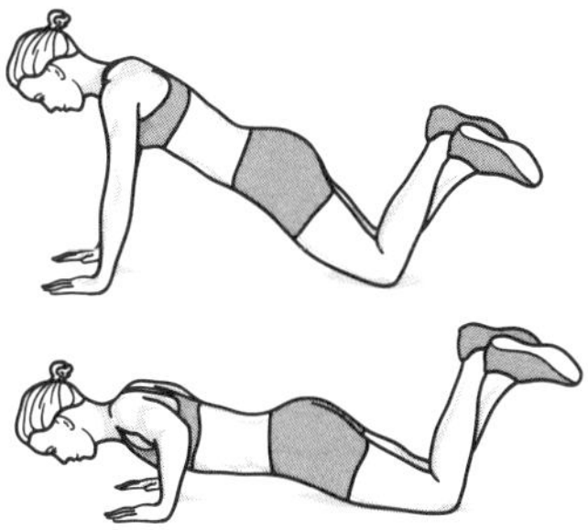

4 Liegestütz mit abgelegten Knien

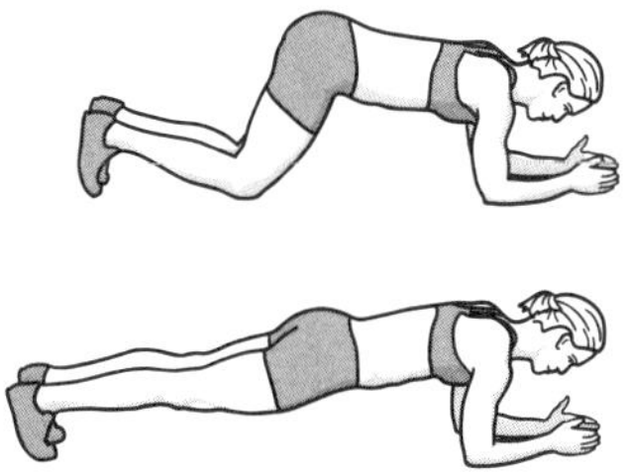

5 Plank

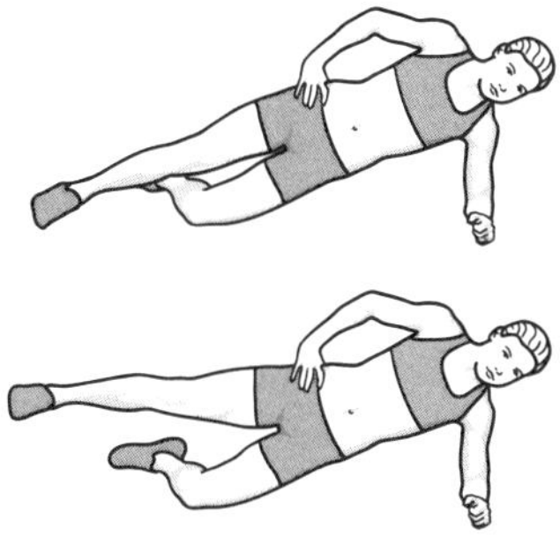

6 Seitstütz mit Beinheben

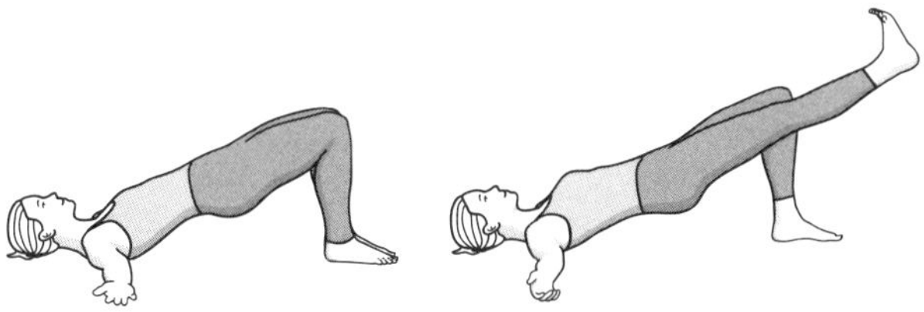

7 Brücke mit Beinheben

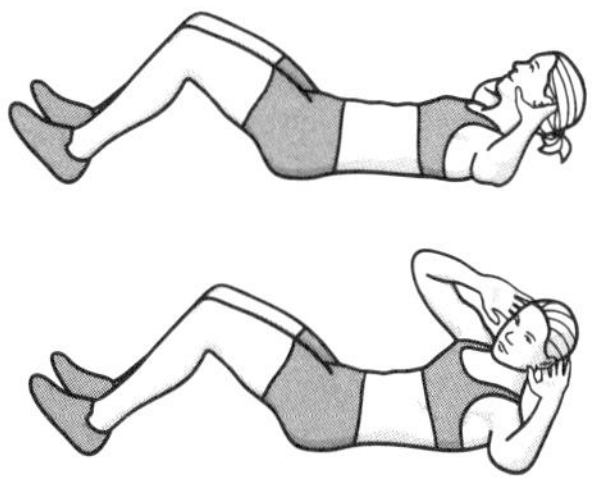

8 Diagonaler Crunch

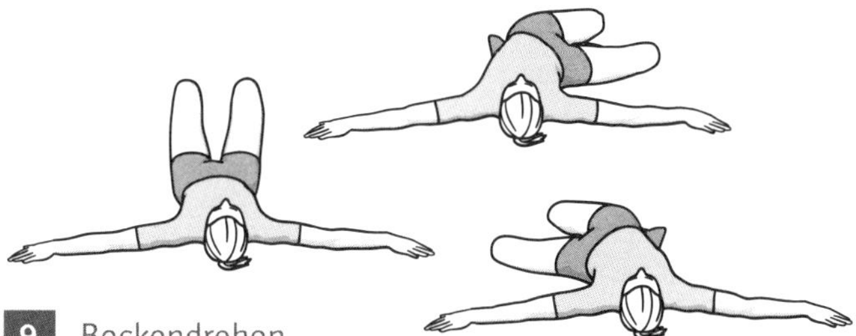

9 Beckendrehen

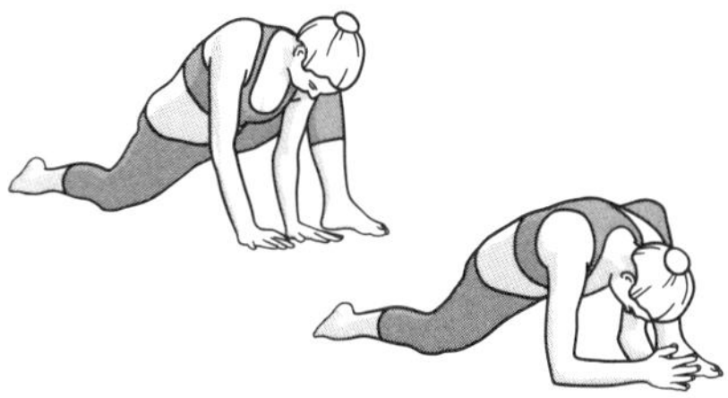

10 Dehnung der Hüftbeuger

40 Frühaufsteher-Gymnastik

Trainingsdauer: 25 Minuten

1 **2** 3

	Übungen	**Wiederholungen/ Belastungszeit**	**Sätze**	**Seite**
1	Räkeln und strecken	1 Min.	1	121
2	Auf der Stelle gehen	2–3 Min.	2	10
3	Diagonales Knieheben	1 Min.	2	123
4	Ausfallschritt mit Rotation	je 15 Wdh.	2	125
5	Beinheben im Vierfüßlerstand	je 15 Wdh.	2	127
6	Bein im Liegen schwingen	je 15 Wdh.	2	126
7	Aktivierung der Oberschenkelinnenseite	je 15 Wdh.	2	128
8	Brücke mit Beinheben	je 15 Wdh.	2	126
9	Diagonaler Crunch	je 15 Wdh.	2	132
10	Tiefer Ausfallschritt mit Rotation	je 1 Min.	1	135

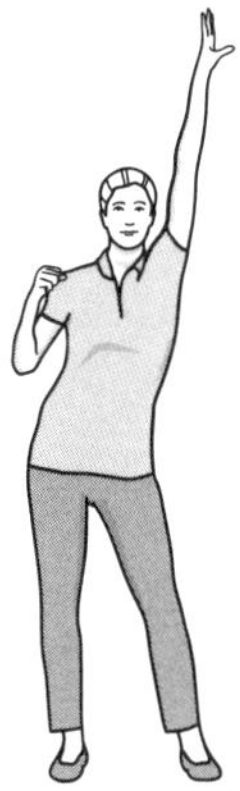

1 Räkeln und strecken

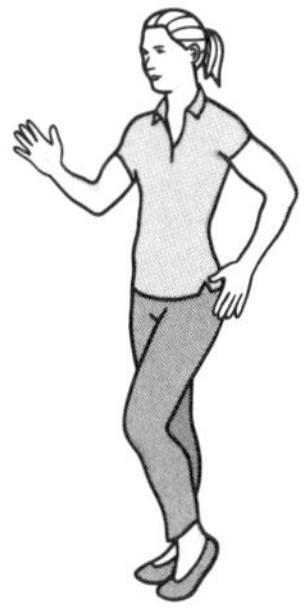

2 Auf der Stelle gehen

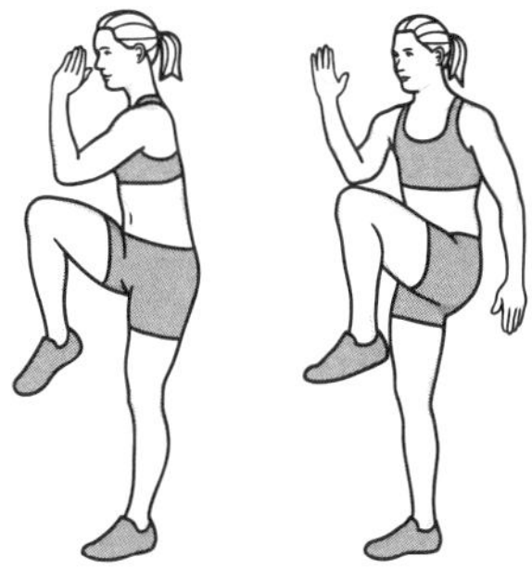

3 Diagonales Knieheben

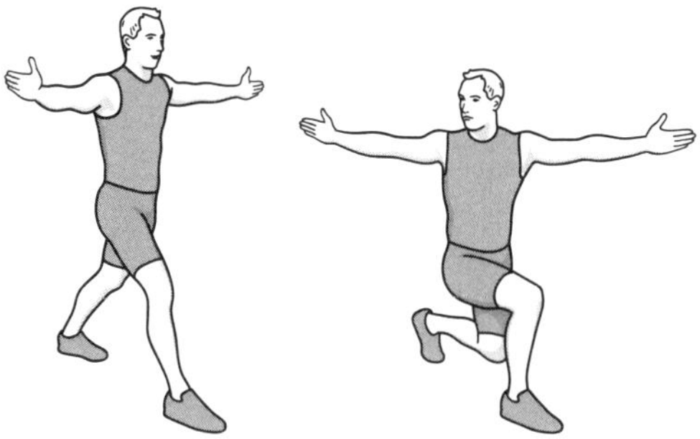

4 Ausfallschritt mit Rotation

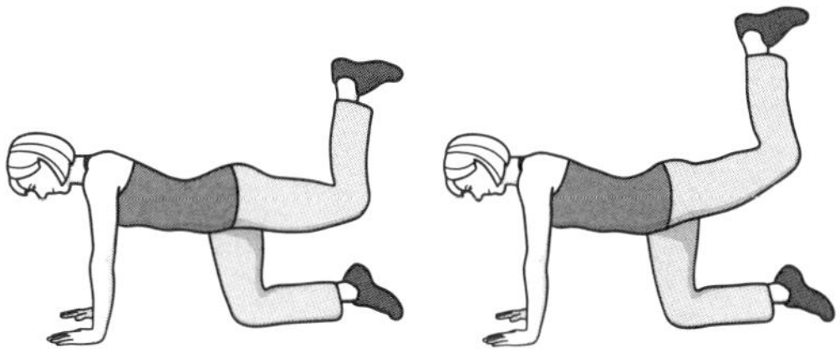

5 Beinheben im Vierfüßlerstand

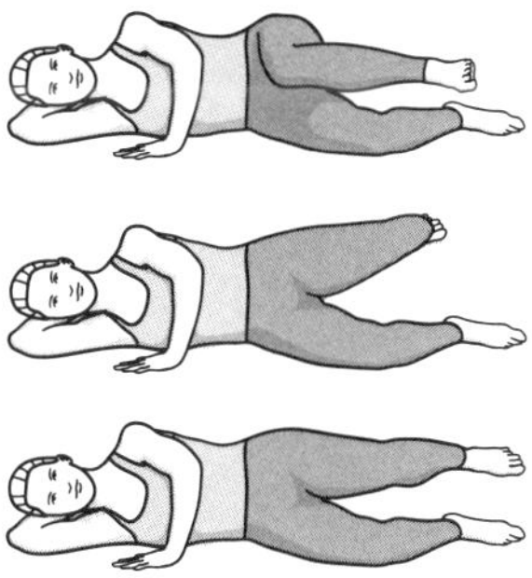

6 Bein im Liegen schwingen

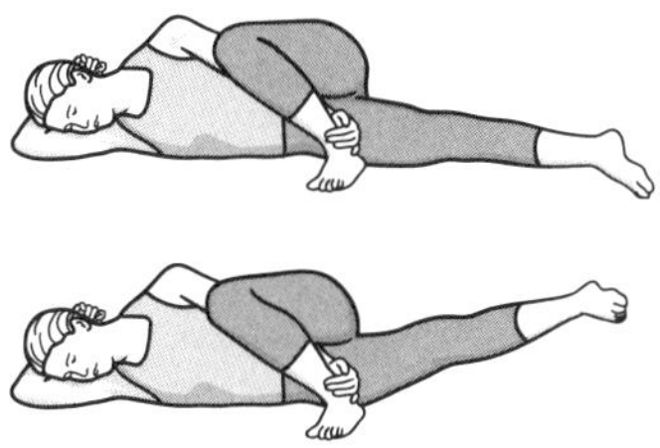

7 Aktivierung der Oberschenkelinnenseite

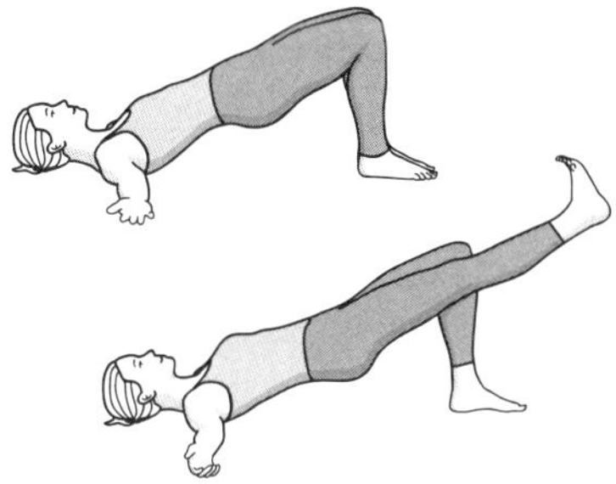

8 Brücke mit Beinheben

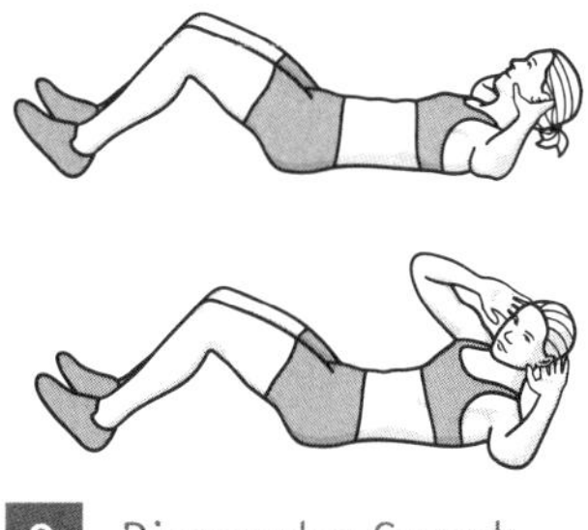

9 Diagonaler Crunch

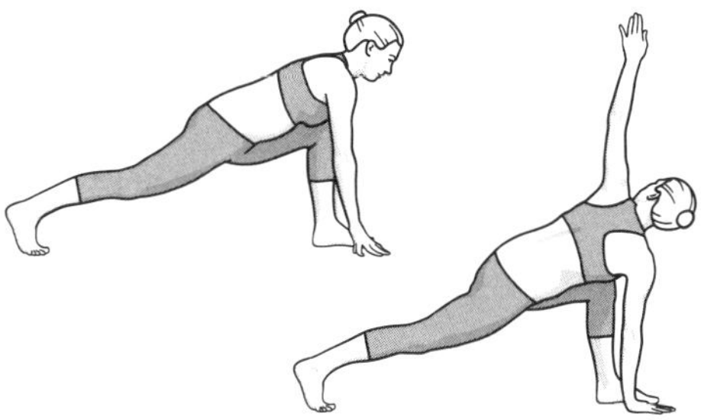

10 Tiefer Ausfallschritt mit Rotation

41 Langschläfer-Gymnastik

Trainingsdauer: 25 Minuten

1 **2** 3

	Übungen	Wiederholungen/ Belastungszeit	Sätze	Seite
1	Päckchenstellung	2–3 Min.	1	140
2	Brücke	15 Wdh.	2	126
3	Rolling like a ball	15 Wdh.	1	121
4	Muschel	je 15 Wdh.	2	128
5	Hüftmobilisation im Sitzen	je 15 Wdh.	1	120
6	Rücken runden im Sitzen	15 Wdh.	1	122
7	Seitneigung im Schneidersitz	je 15 Wdh.	1	123
8	Roll down	15 Wdh.	1	121
9	Ausfallschritt	je 15 Wdh.	2	125
10	Räkeln und strecken	1 Min.	1	121

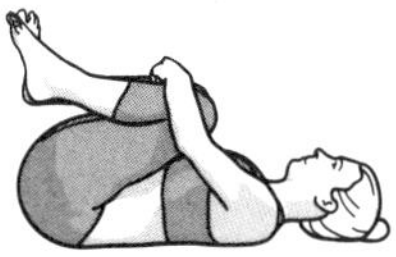

1 Päckchenstellung

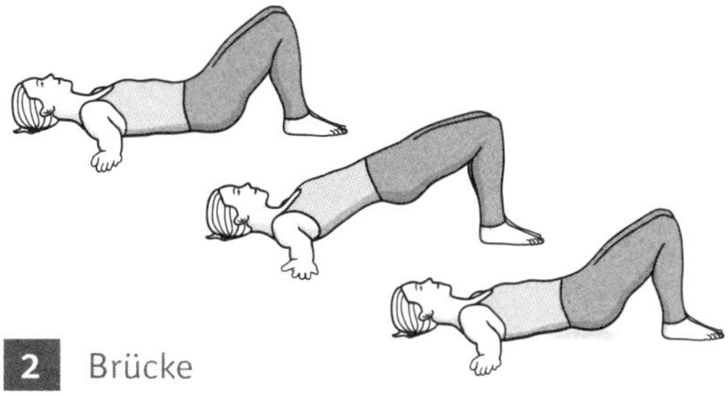

2 Brücke

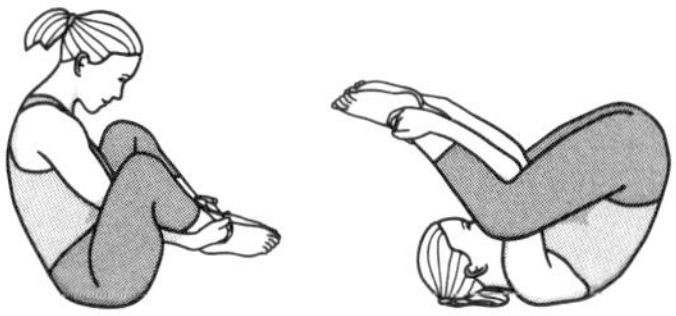

3 Rolling like a ball

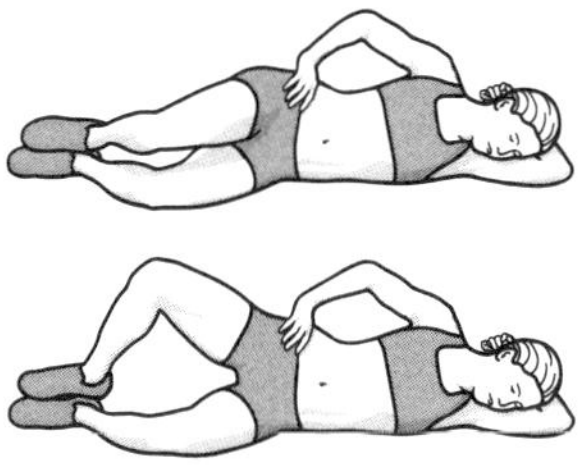

4 Muschel

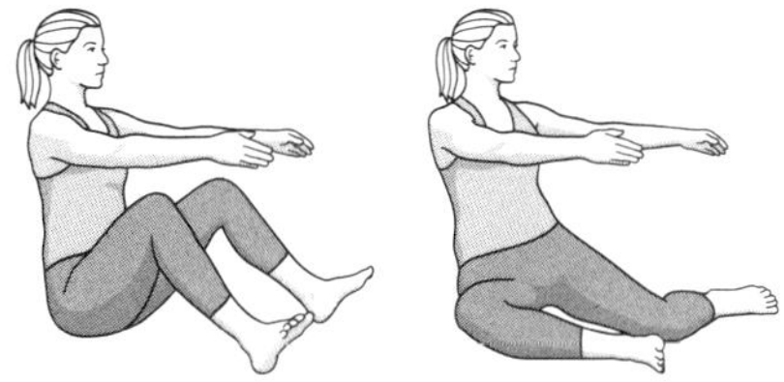

5 Hüftmobilisation im Sitzen

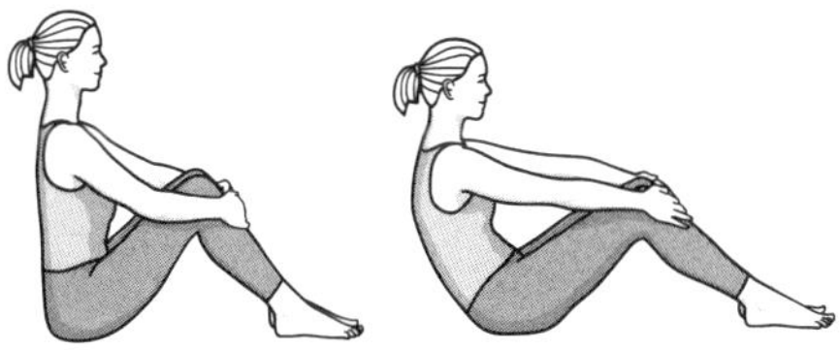

6 Rücken runden im Sitzen

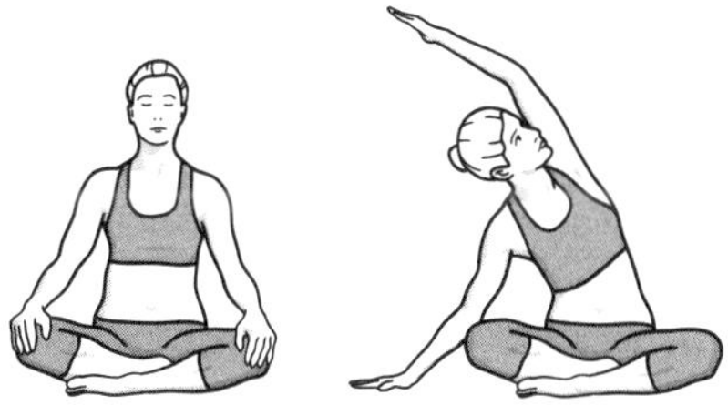

7 Seitneigung im Schneidersitz

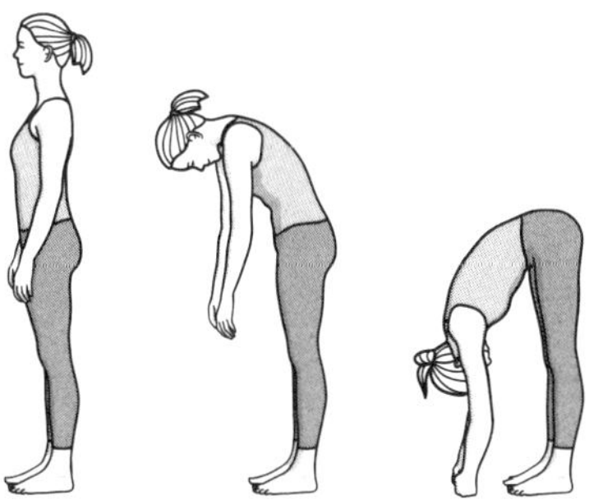

8 Roll down

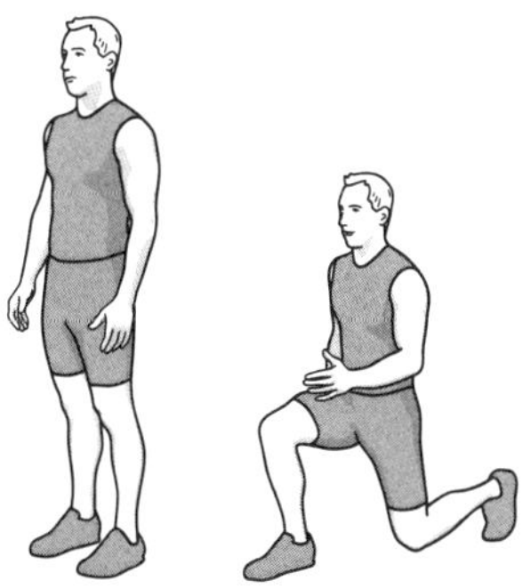

9 Ausfallschritt

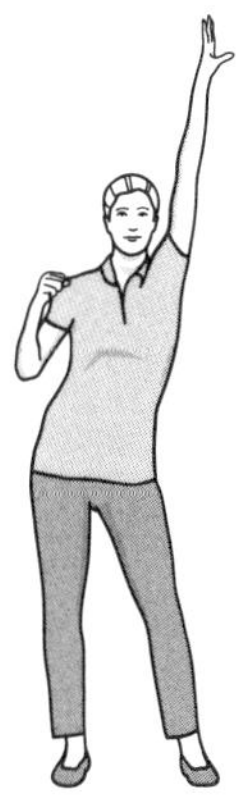

10 Räkeln und strecken

42 Faszien am Morgen

Trainingsdauer: 25 Minuten

1 **2** 3

	Übungen	Wiederholungen/ Belastungszeit	Sätze	Seite
1	Räkeln und strecken	1 Min.	1	121
2	Schütteln	2–3 Min.	1	122
3	Seitdehnung mit gekreuztem Bein	je 1 Min.	1	139
4	Roll down	1 Min.	1	121
5	Kobra	1 Min.	1	132
6	Dehnung der Hüftbeuger	je 1 Min.	1	137
7	Krokodil	je 1 Min.	1	139
8	Päckchenstellung	2–3 Min.	1	140
9	Entspannung in Rückenlage	3–5 Min.	1	140
10	Stern	1 Min.	1	142

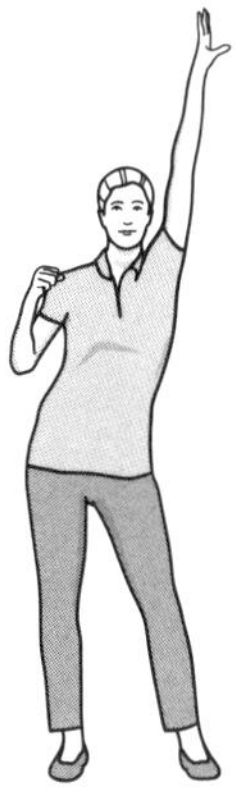

1 Räkeln und strecken

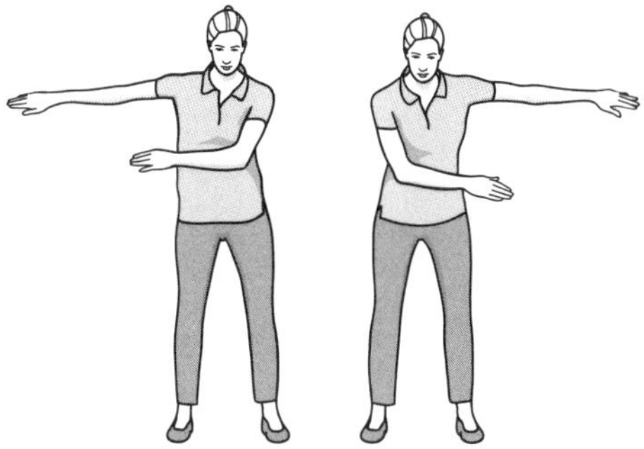

2 Schütteln

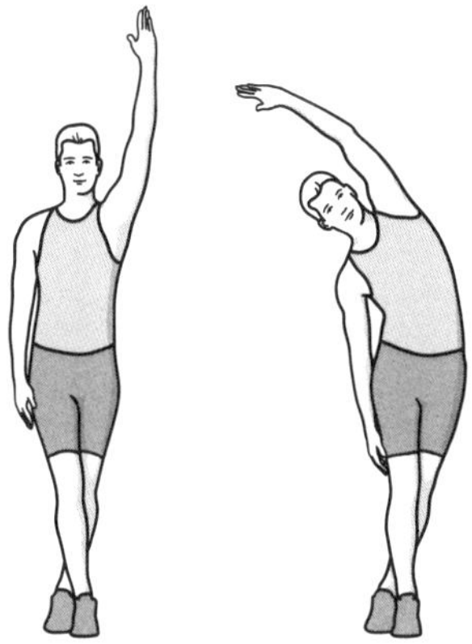

3 Seitdehnung mit gekreuztem Bein

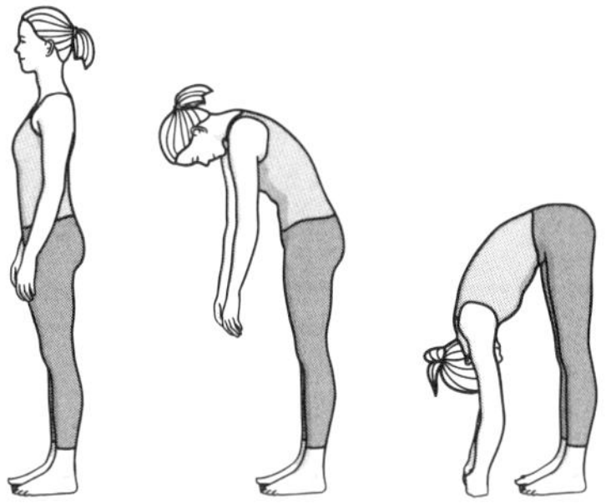

4 Roll down

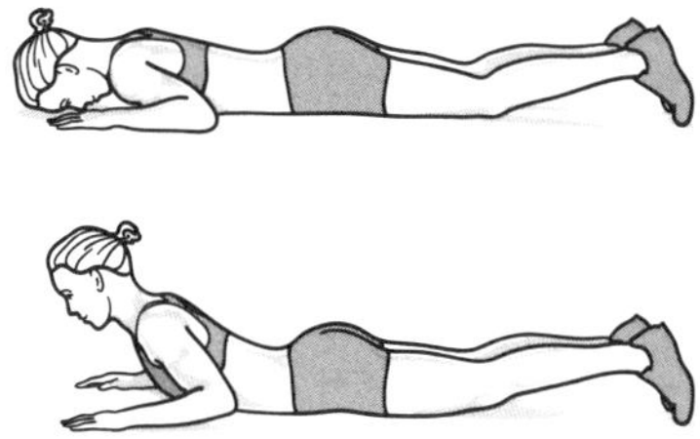

5 Kobra

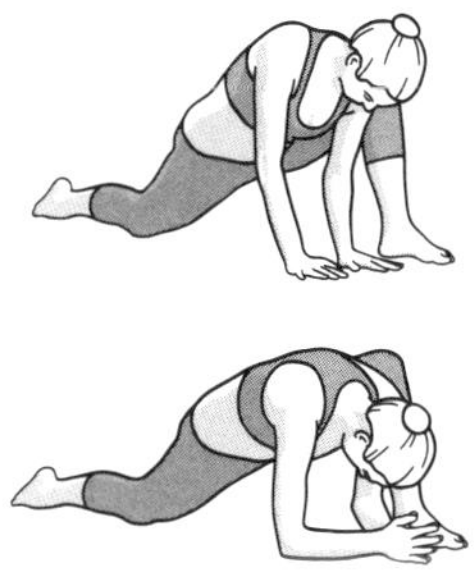

6 Dehnung der Hüftbeuger

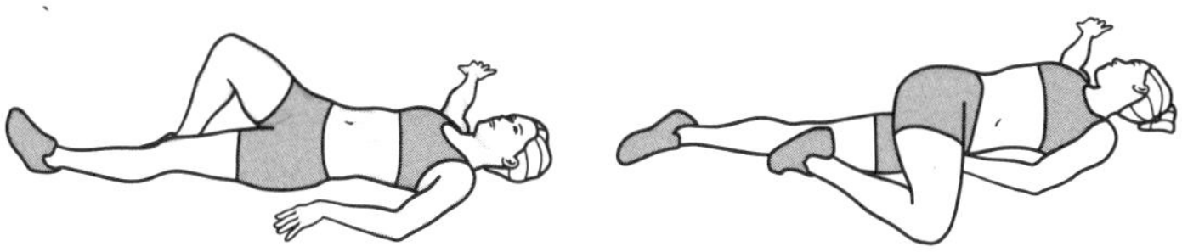

7 Krokodil

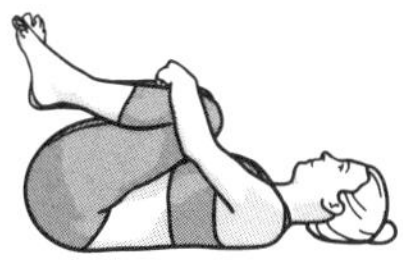

8 Päckchenstellung

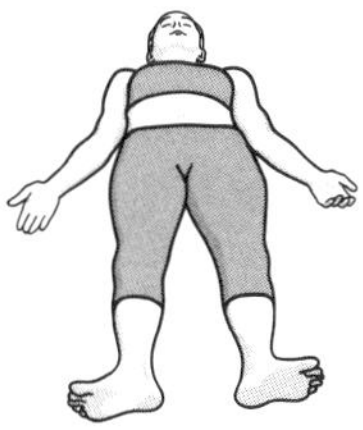

9 Entspannung in Rückenlage

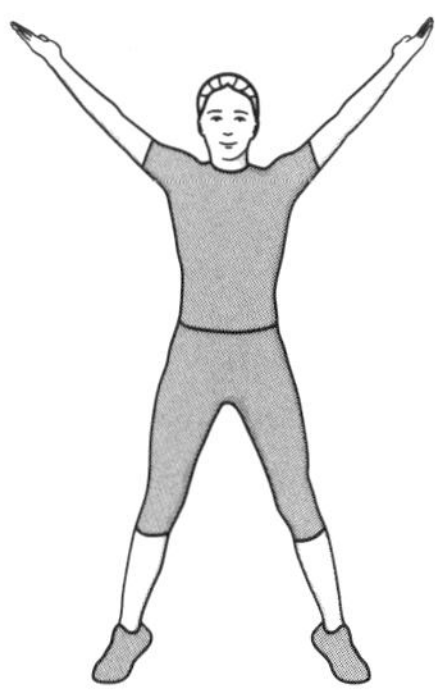

10 Stern

43 Guten-Morgen-Workout

Trainingsdauer: 25 Minuten

1 2 **3**

	Übungen	Wiederholungen/ Belastungszeit	Sätze	Seite
1	Diagonales Knieheben	1 Min.	1	123
2	Kniebeuge mit Armen über Kopf	15 Wdh.	2	127
3	Ausfallschritt mit Rotation	je 15 Wdh.	2	125
4	Liegestütz mit abgelegten Knien	15 Wdh.	2	132
5	Plank	30–60 Sek.	2	132
6	Seitlicher Ellbogenstütz mit Rotation	je 10 Wdh.	2	131
7	Muschel	je 15 Wdh.	2	128
8	Diagonaler Crunch	je 15 Wdh.	2	132
9	Kamel	1 Min.	1	138
10	Tiefer Ausfallschritt mit Rotation	je 1 Min.	1	135

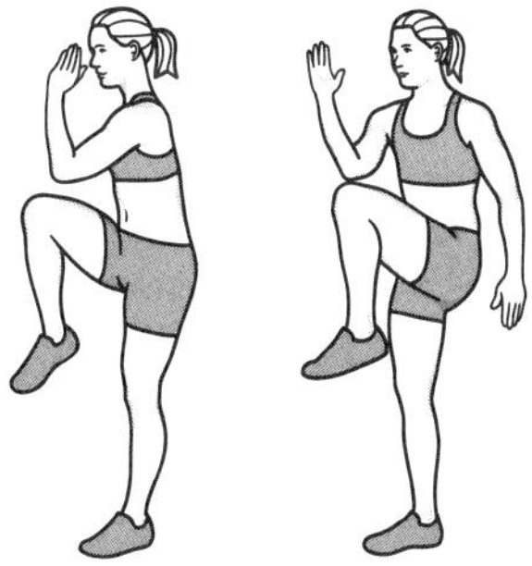

1 Diagonales Knieheben

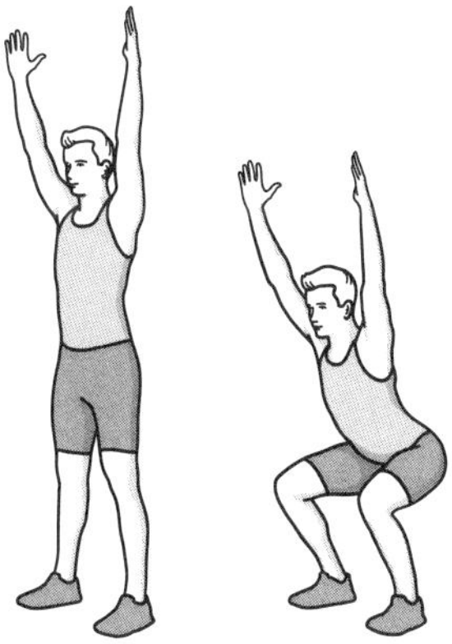

2 Kniebeuge mit Armen über Kopf

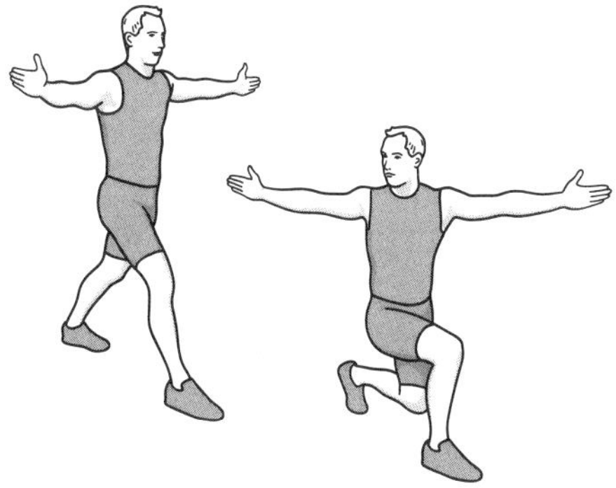

3 Ausfallschritt mit Rotation

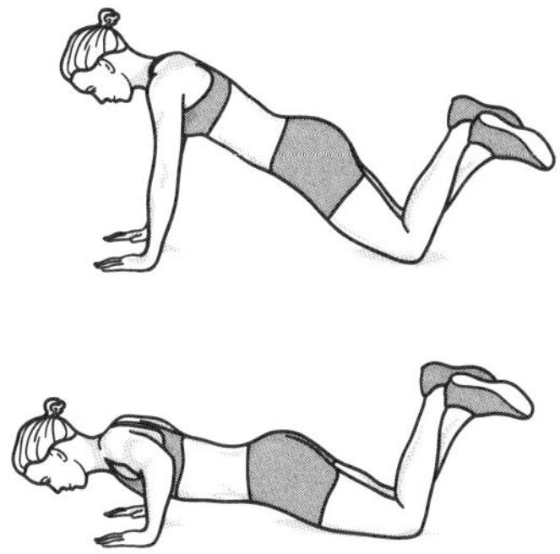

4 Liegestütz mit abgelegten Knien

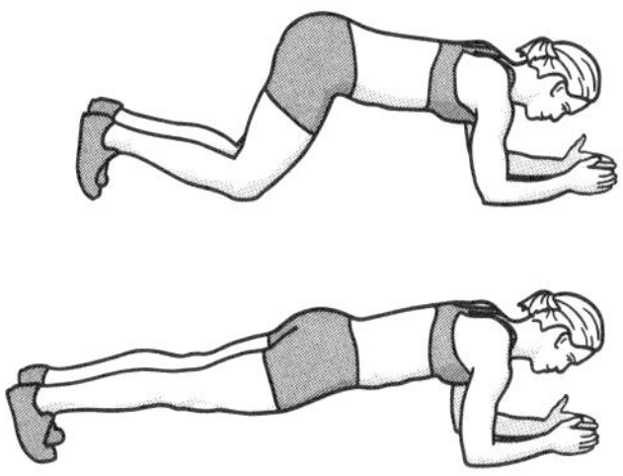

5 Plank

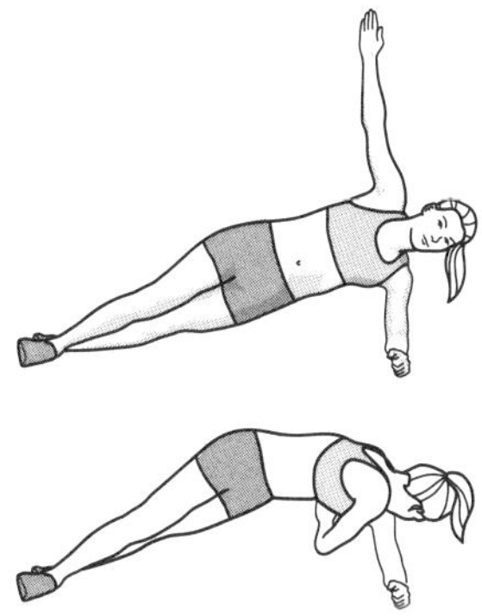

6 Seitlicher Ellbogenstütz mit Rotation

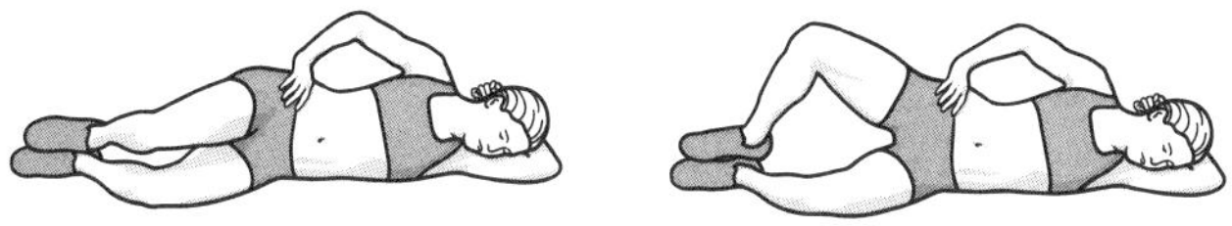

7 Muschel

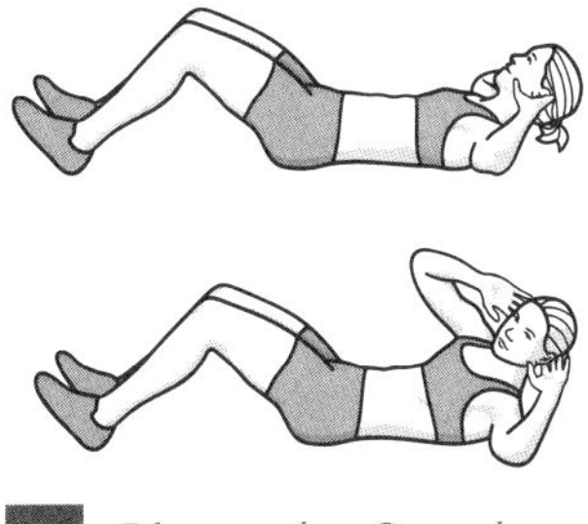

8 Diagonaler Crunch

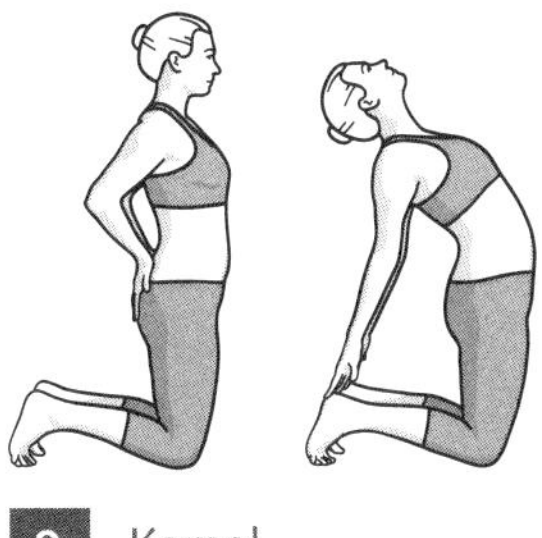

9 Kamel

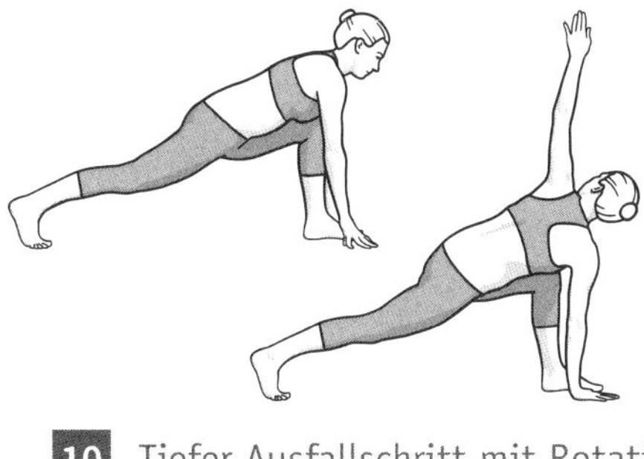

10 Tiefer Ausfallschritt mit Rotation

44 Tiefenmuskeltraining am Morgen

Trainingsdauer: 25 Minuten

1 **2** 3

	Übungen	Wiederholungen/ Belastungszeit	Sätze	Seite
1	Aufrechte Haltung	1 Min.	1	140
2	Armkoordination	je 30 Sek.	1	141
3	Baum	je 30 Sek.	1	141
4	Armschere in Kniebeugeposition	30 Sek.	2	131
5	Bauchnabel nach innen ziehen	30 Sek.	2	130
6	Vierfüßlerstand mit angehobener Hand	je 15 Wdh.	2	134
7	Zweipunktvierfüßler	je 15 Wdh.	2	134
8	Bein im Liegen schwingen	je 15 Wdh.	2	126
9	Beinkreisen in Rückenlage	je 15 Wdh.	2	130
10	Aufrechte Haltung	1 Min.	1	140

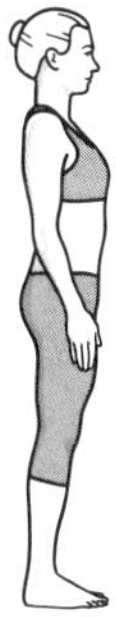

1 Aufrechte Haltung

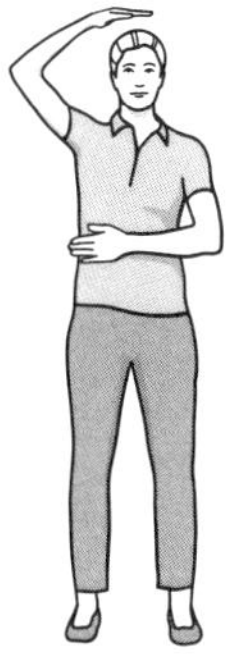

2 Armkoordination

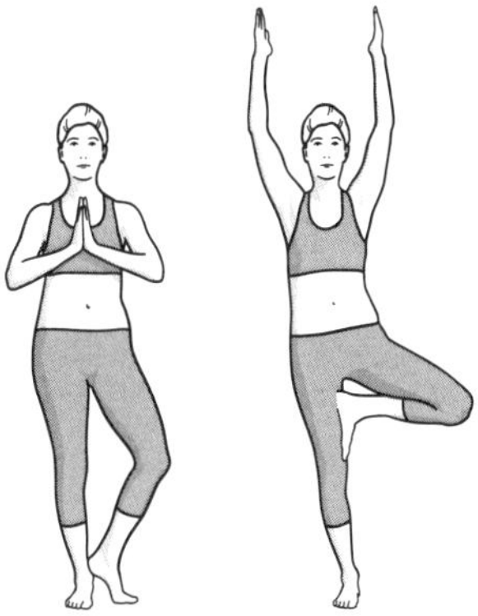

3 Baum

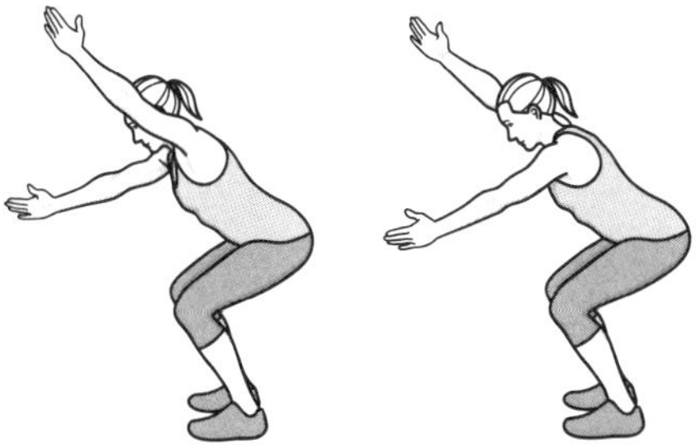

4 Armschere in Kniebeugeposition

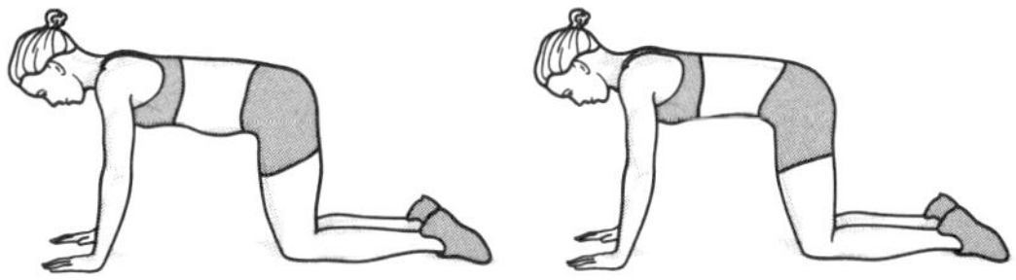

5 Bauchnabel nach innen ziehen

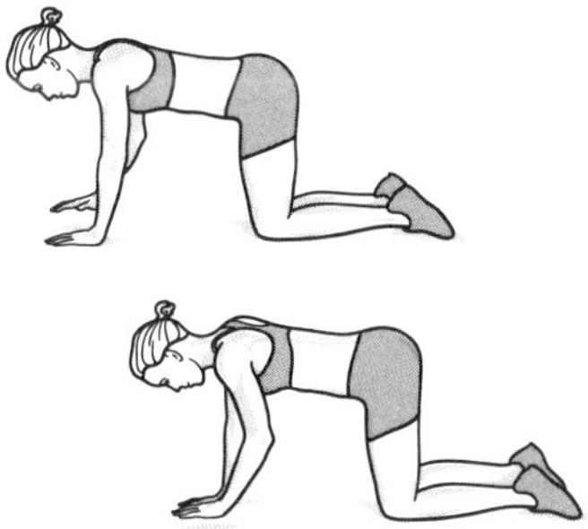

6 Vierfüßlerstand mit angehobener Hand

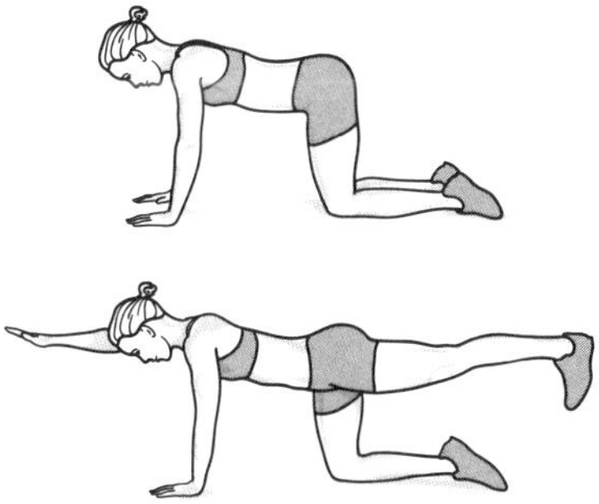

7 Zweipunktvierfüßler

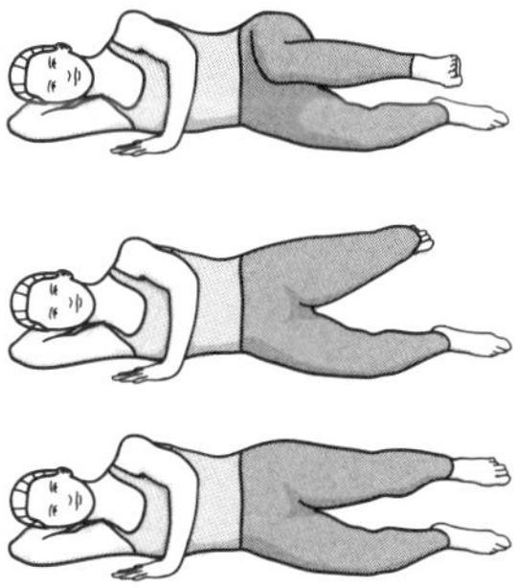

8 Bein im Liegen schwingen

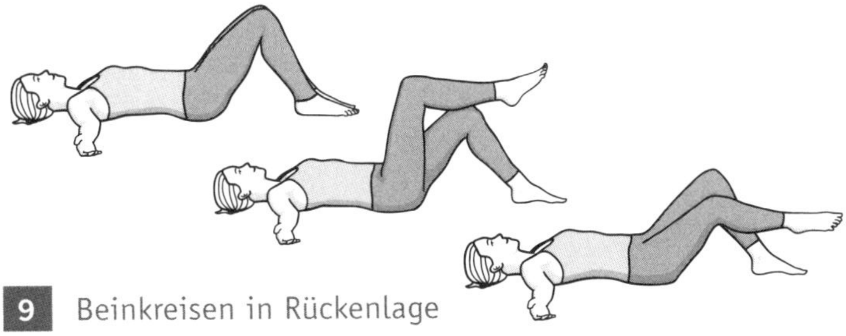

9 Beinkreisen in Rückenlage

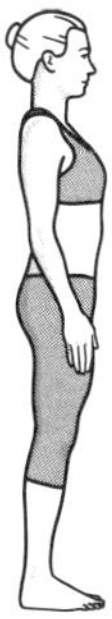

10 Aufrechte Haltung

45 Morgengymnastik für einen flachen Bauch

Trainingsdauer: 25 Minuten

1 **2** 3

	Übungen	Wiederholungen/ Belastungszeit	Sätze	Seite
1	Bauchnabel nach innen ziehen	15 Wdh.	2	130
2	Vierfüßlerstand mit angehobener Hand	1 Min.	2	134
3	Seitstütz mit abgelegten Knien	je 15 Wdh.	3	133
4	Spine Twist	je 15 Wdh.	3	133
5	Beinkreisen in Rückenlage	je 15 Wdh.	3	130
6	Diagonaler Crunch	je 15 Wdh.	3	132
7	Krokodil	je 1 Min.	1	139
8	Beckendrehen	je 1 Min.	1	138
9	Kamel	1 Min.	1	138
10	Nackendehnung im Stehen	je 1 Min.	1	139

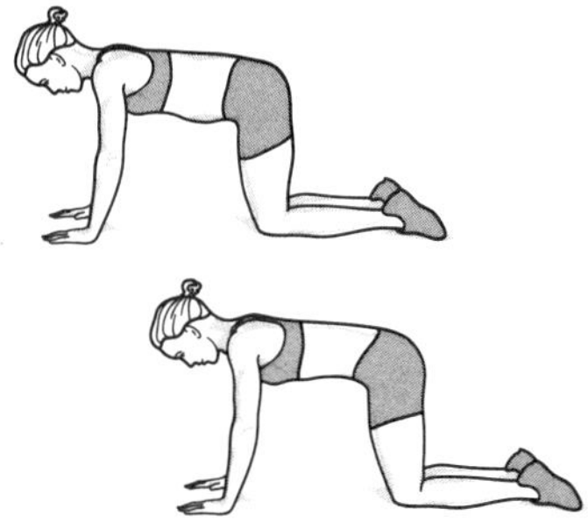

1 Bauchnabel nach innen ziehen

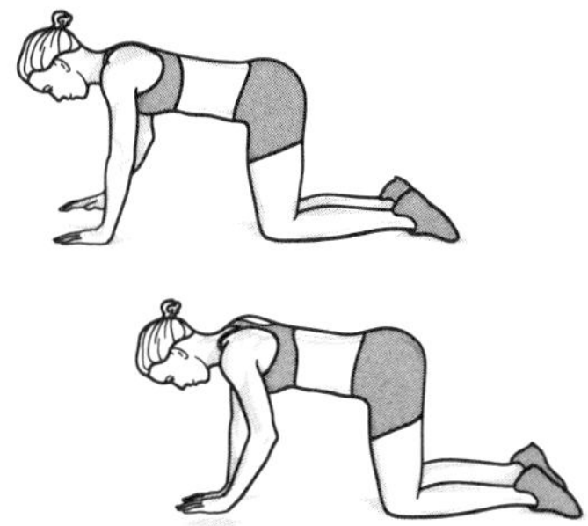

2 Vierfüßlerstand mit angehobener Hand

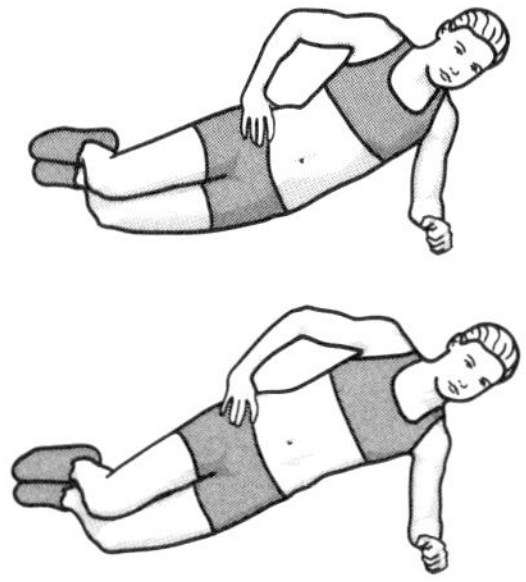

3 Seitstütz mit abgelegten Knien

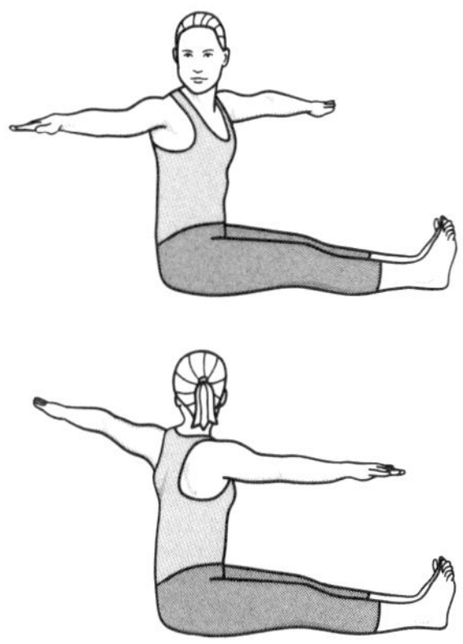

4 Spine Twist

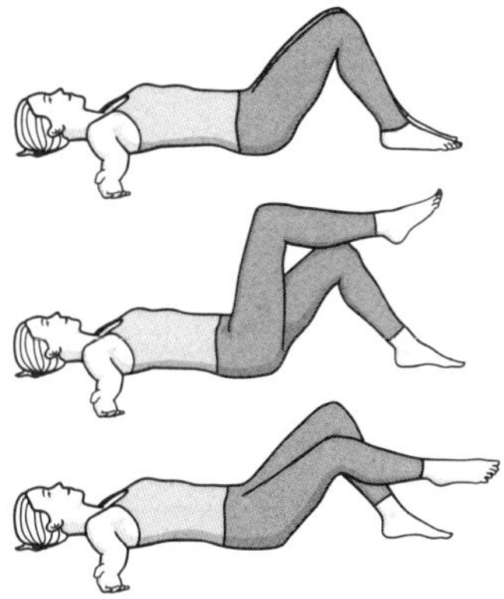

5 Beinkreisen in Rückenlage

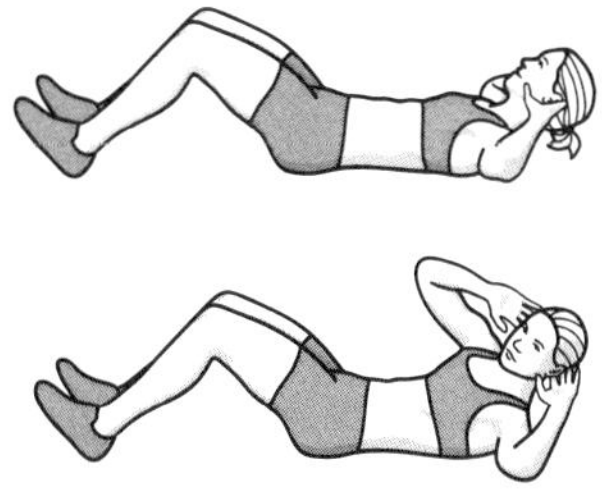

6 Diagonaler Crunch

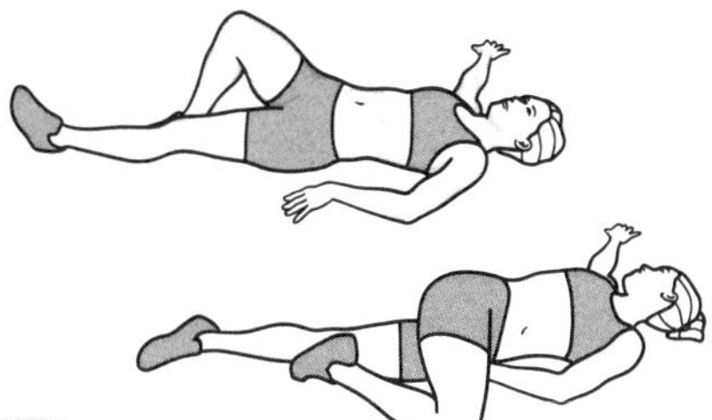

7 Krokodil

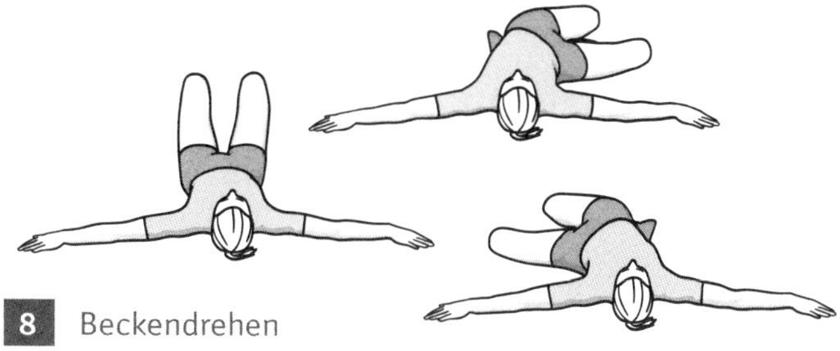

8 Beckendrehen

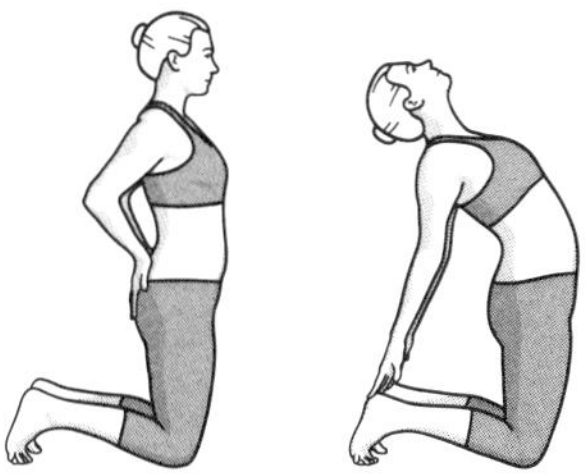

9 Kamel

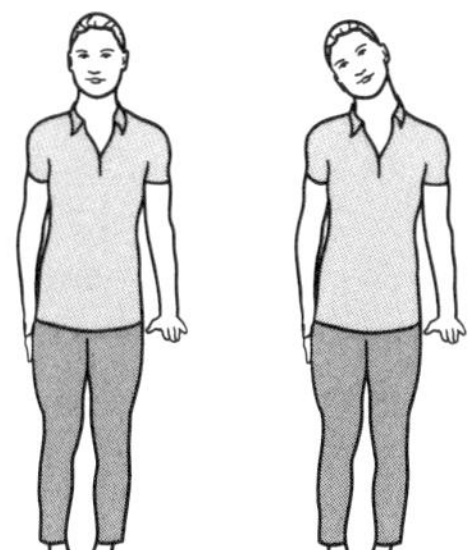

10 Nackendehnung im Stehen

46 Frühsport

Trainingsdauer: 30 Minuten

1 2 **3**

	Übungen	Wiederholungen/ Belastungszeit	Sätze	Seite
1	Auf der Stelle gehen	3 Min.	1	10
2	Armschwünge beidarmig	1 Min.	2	118
3	Seilspringen	1 Min.	2	124
4	Schlittschuhschritt	je 15 Wdh.	2	129
5	Seitlicher Ausfallschritt	je 15 Wdh.	2	129
6	Walking Plank	8 Wdh.	2	134
7	Liegestütz mit abgelegten Knien	15 Wdh.	2	132
8	Brücke mit Beinheben	je 15 Wdh.	2	126
9	Rotation im Sitzen	je 1 Min.	1	139
10	Dehnung der Hüftbeuger	je 1 Min.	1	137

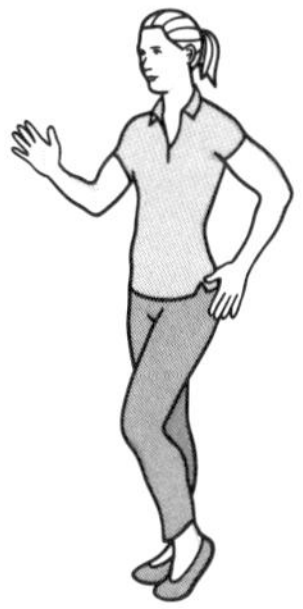

1 Auf der Stelle gehen

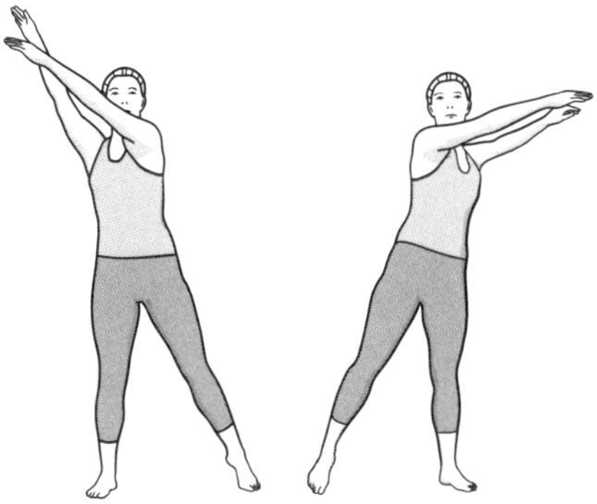

2 Armschwünge beidarmig

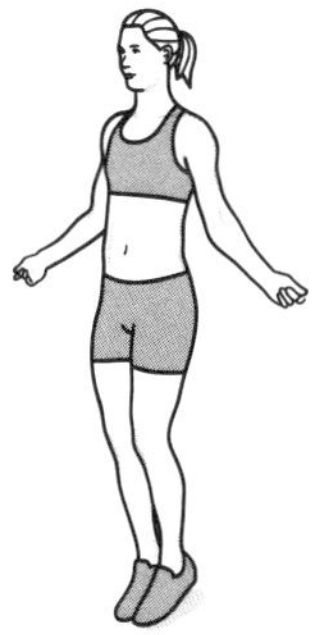

3 Seilspringen

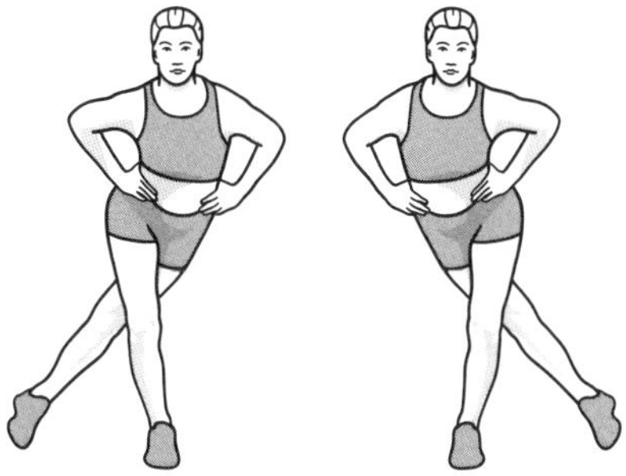

4 Schlittschuhschritt

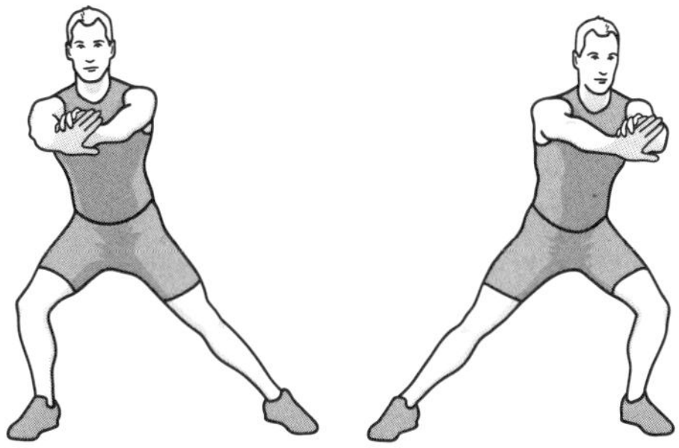

5 Seitlicher Ausfallschritt

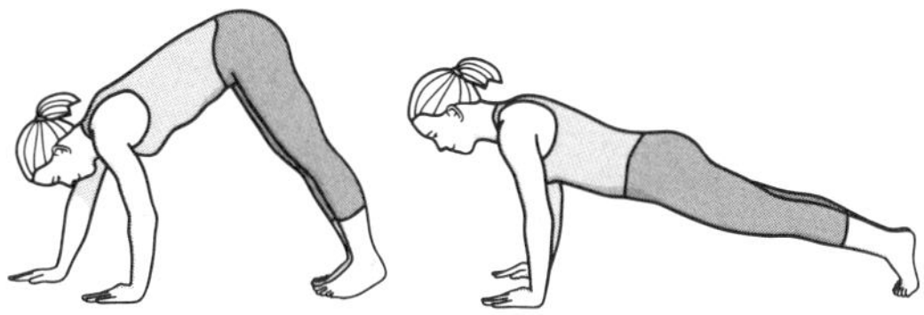

6 Walking Plank

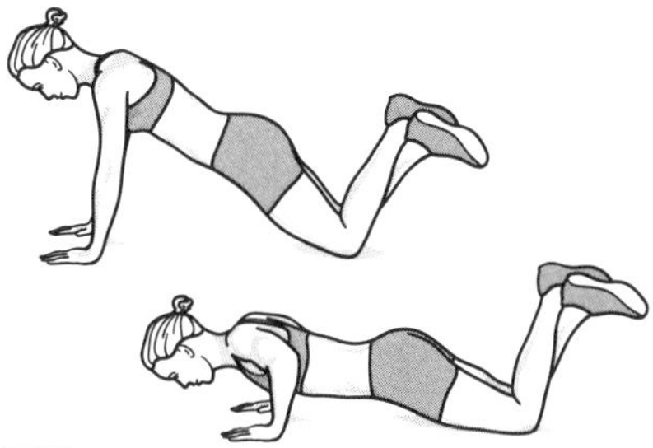

7 Liegestütz mit abgelegten Knien

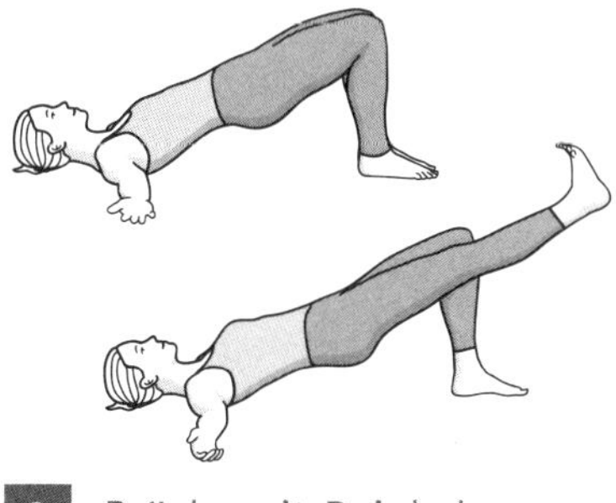

8 Brücke mit Beinheben

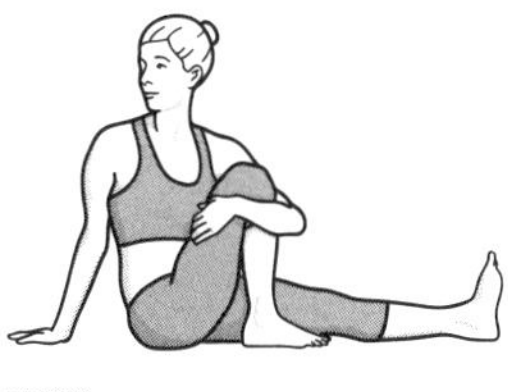

9 Rotation im Sitzen

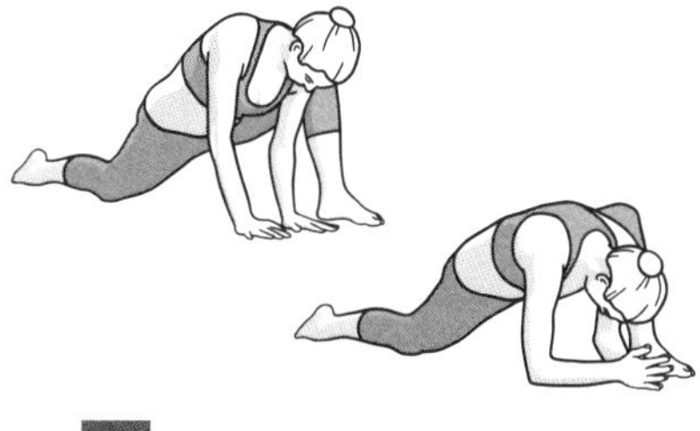

10 Dehnung der Hüftbeuger

47 Figurtraining

Trainingsdauer: 30 Minuten

1 **2** 3

	Übungen	Wiederholungen/ Belastungszeit	Sätze	Seite
1	Beinheben seitlich	je 15 Wdh.	2	125
2	Liegestütz mit abgelegten Knien	15 Wdh.	2	132
3	Beinheben im Vierfüßlerstand	je 15 Wdh.	2	127
4	Seitstütz mit Knie öffnen	je 15 Wdh.	2	129
5	Aktivierung der Oberschenkelinnenseite	je 15 Wdh.	2	128
6	Beckenheben einseitig	je 15 Wdh.	2	136
7	Diagonaler Crunch	je 15 Wdh.	2	132
8	Dehnung der Beinrückseite	je 1 Min.	2	135
9	Dehnung des Gesäßes	je 1 Min.	1	136
10	Aufrechte Haltung	1 Min.	1	140

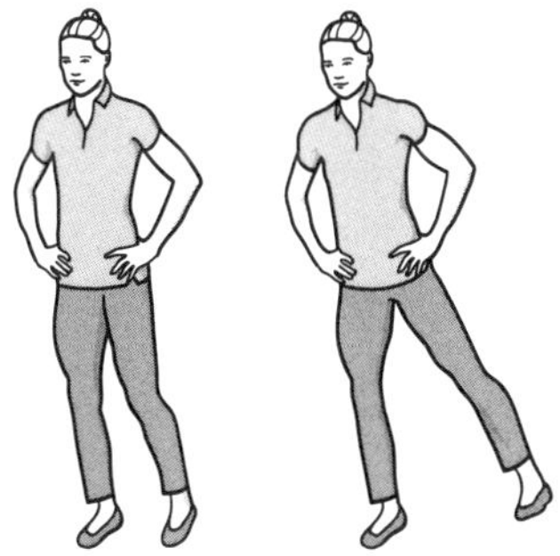

1 Beinheben seitlich

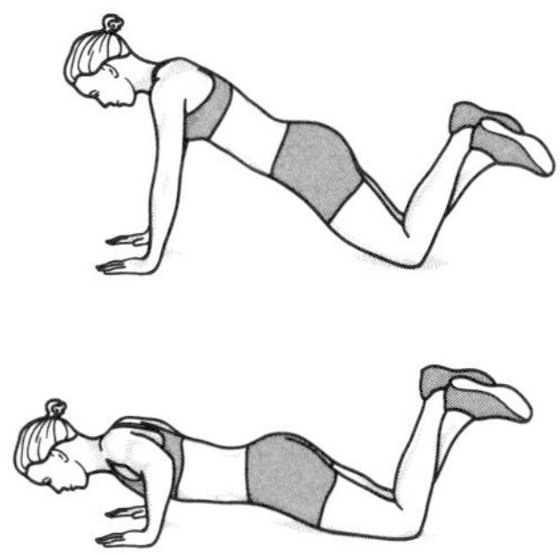

2 Liegestütz mit abgelegten Knien

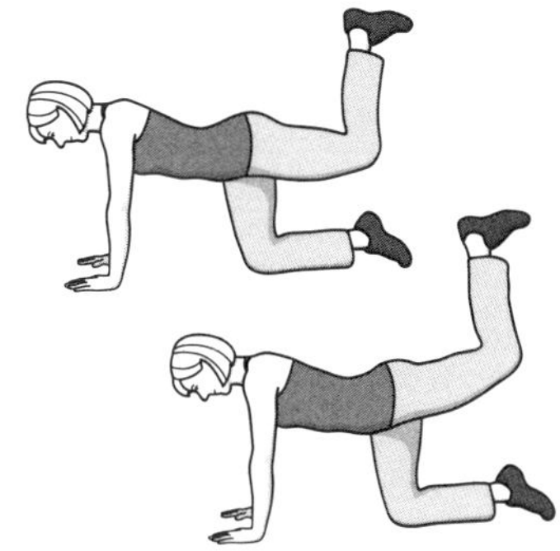

3 Beinheben im Vierfüßlerstand

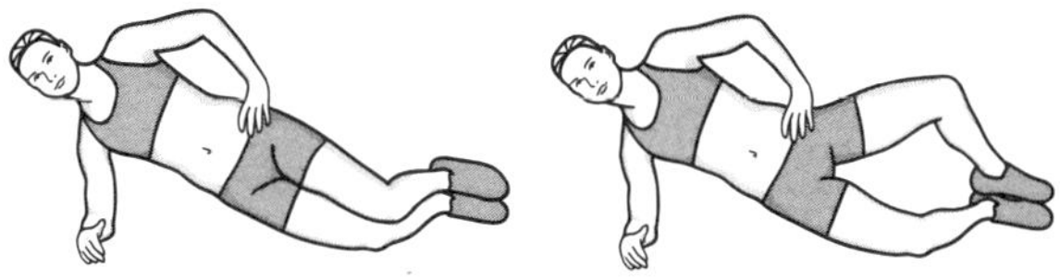

4 Seitstütz mit Knie öffnen

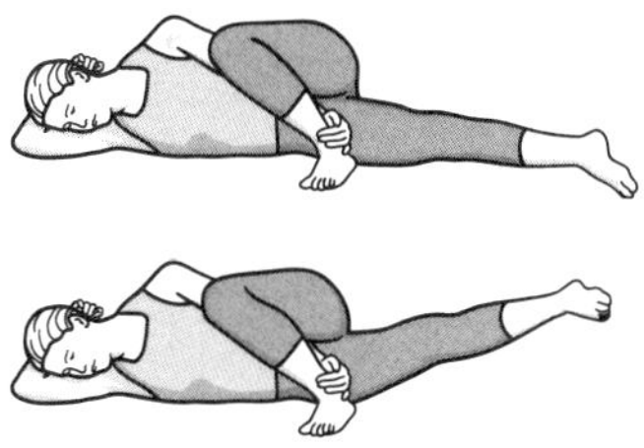

5 Aktivierung der Oberschenkelinnenseite

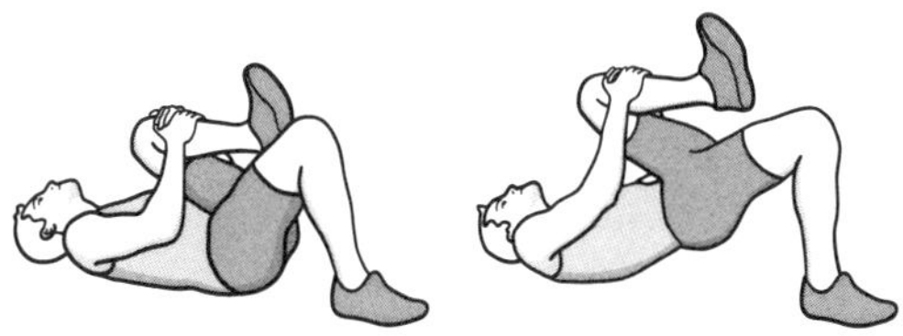

6 Beckenheben einseitig

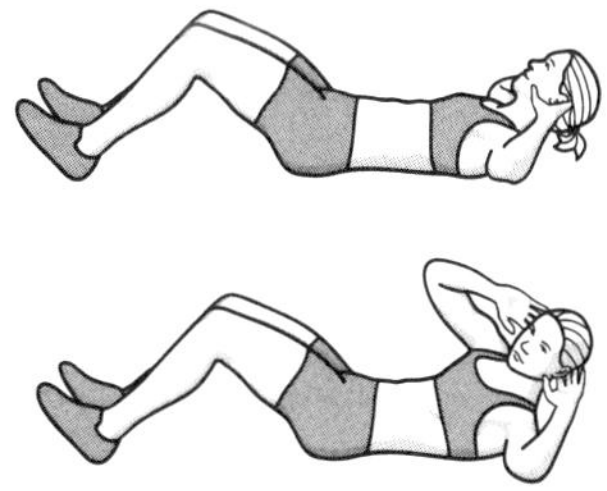

7 Diagonaler Crunch

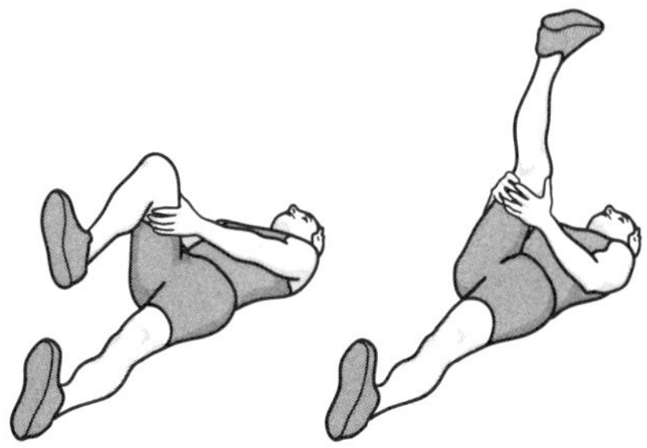

8 Dehnung der Beinrückseite

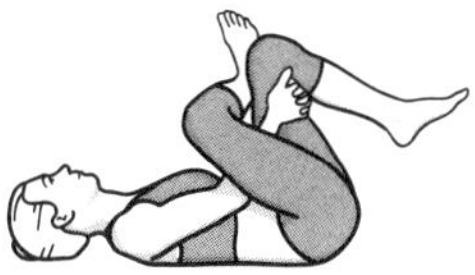

9 Dehnung des Gesäßes

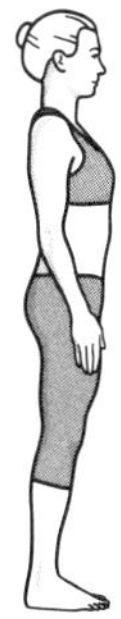

10 Aufrechte Haltung

48 Funktionelle Morgengymnastik

Trainingsdauer: 30 Minuten

1 2 **3**

	Übungen	Wiederholungen/ Belastungszeit	Sätze	Seite
1	Auf den Füßen wippen	1 Min.	1	10
2	Auf der Stelle gehen	3 Min.	1	10
3	Knie hochziehen	je 15 Wdh.	1	120
4	Mobilisation der Hüftgelenke	je 15 Wdh.	1	119
5	Ausfallschritt mit Rotation	je 15 Wdh.	2	125
6	Plank	1 Min.	2	132
7	Beinheben im Vierfüßlerstand	je 30 Wdh.	2	127
8	Seitstütz mit abgelegten Knien	je 15 Wdh.	2	133
9	Brücke mit Beinheben	je 15 Wdh.	2	126
10	Dehnung der Hüftbeuger	je 1 Min.	1	137

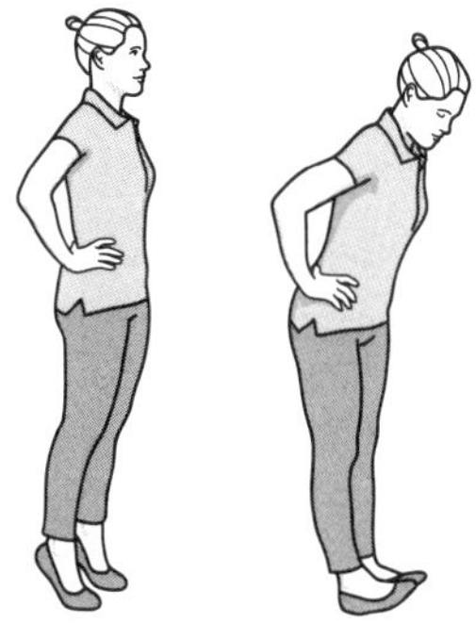

1 Auf den Füßen wippen

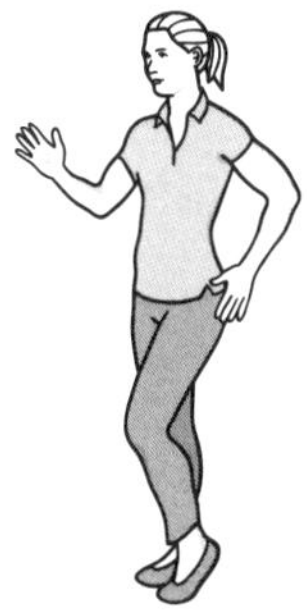

2 Auf der Stelle gehen

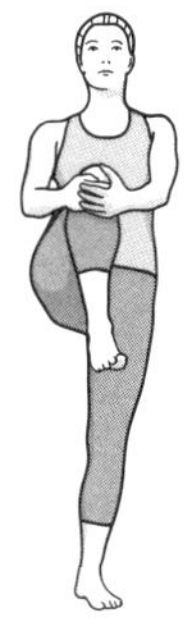

3 Knie hochziehen

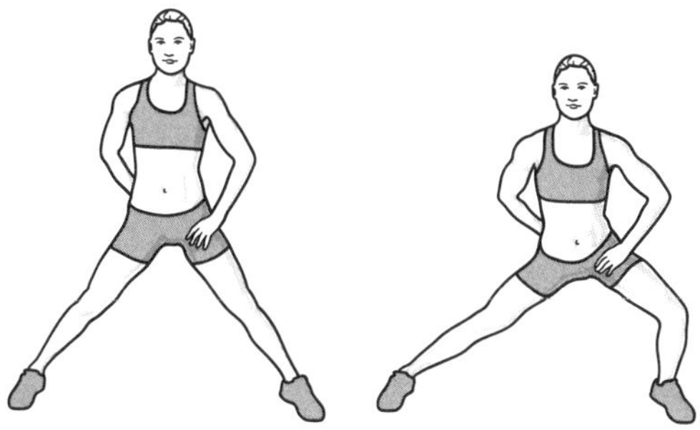

4 Mobilisation der Hüftgelenke

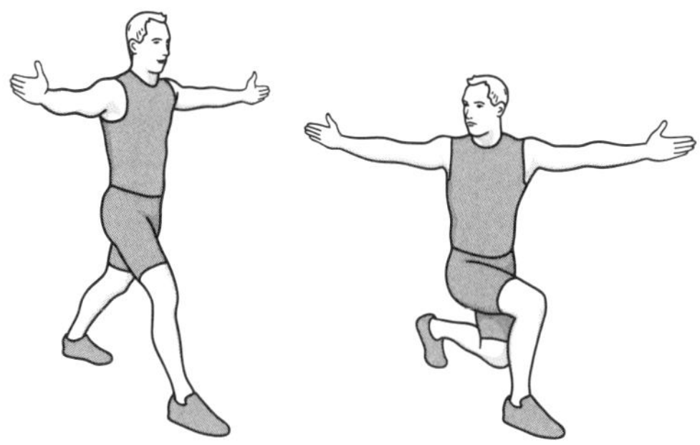

5 Ausfallschritt mit Rotation

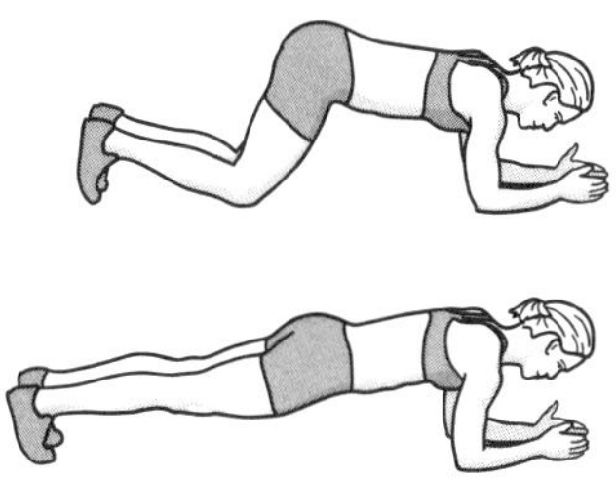

6 Plank

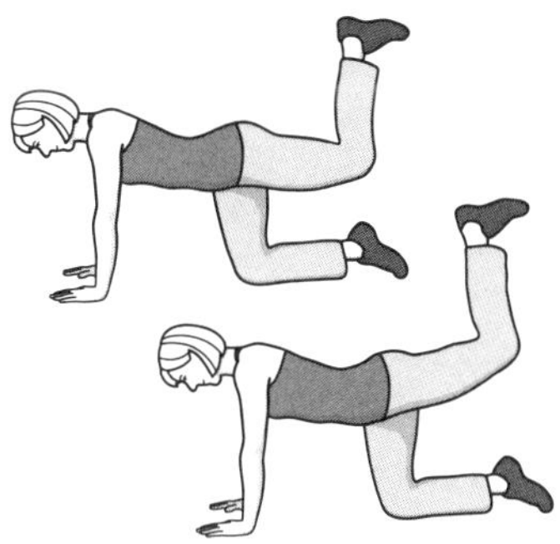

7 Beinheben
im Vierfüßlerstand

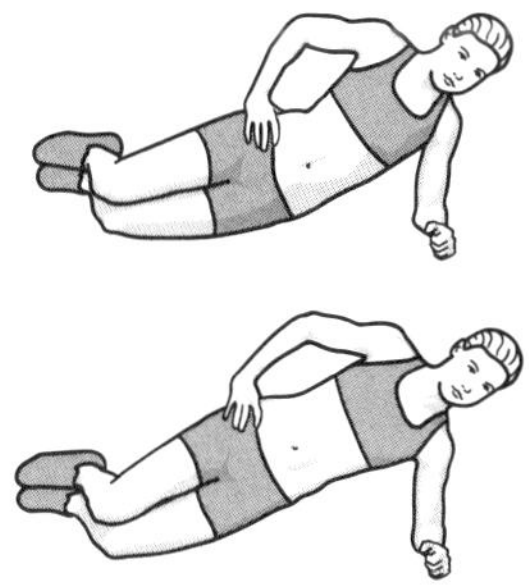

8 Seitstütz mit
abgelegten Knien

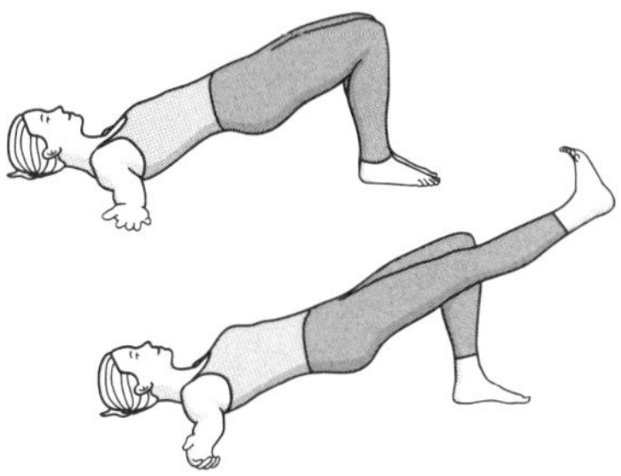

9 Brücke mit Beinheben

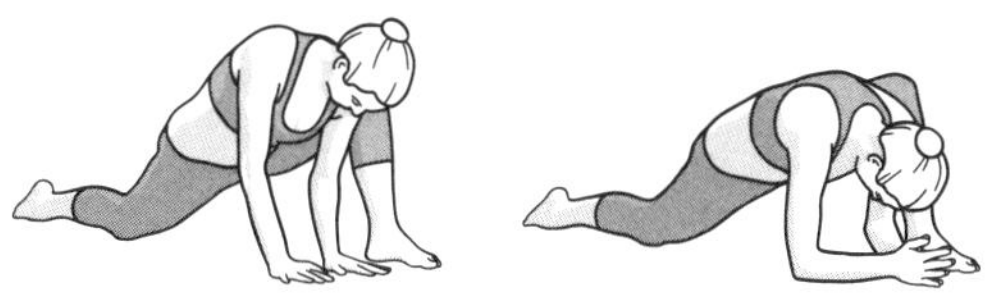

10 Dehnung der Hüftbeuger

49 Herz-Kreislauf-Training

Trainingsdauer: 25 Minuten

1 2 **3**

	Übungen	Wiederholungen/ Belastungszeit	Sätze	Seite
1	Diagonales Knieheben	1 Min.	1	123
2	Armschwünge beidarmig	1 Min.	1	118
3	Auf der Stelle gehen	2 Min.	2	10
4	Auf der Stelle laufen	1 Min.	2	124
5	Auf der Stelle gehen	2 Min.	2	10
6	Seilspringen	1 Min.	2	124
7	Auf der Stelle gehen	2 Min.	2	10
8	Armschwünge beidarmig	1 Min.	1	118
9	Dehnung der Beinrückseite im Stand	je 1 Min.	1	135
10	Dehnung der Oberschenkelvorderseite im Stand	je 1 Min.	1	137

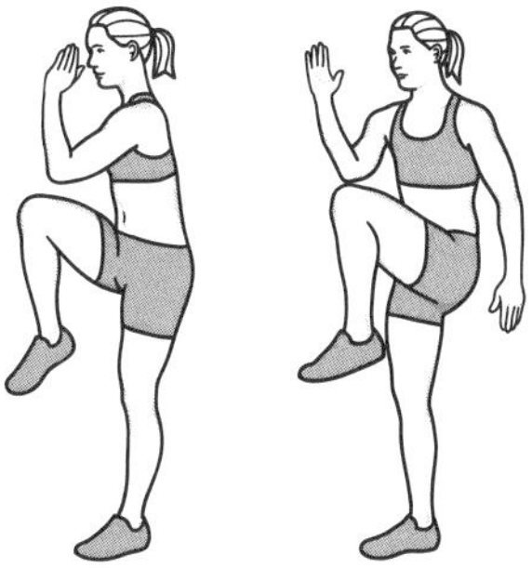

1 Diagonales Knieheben

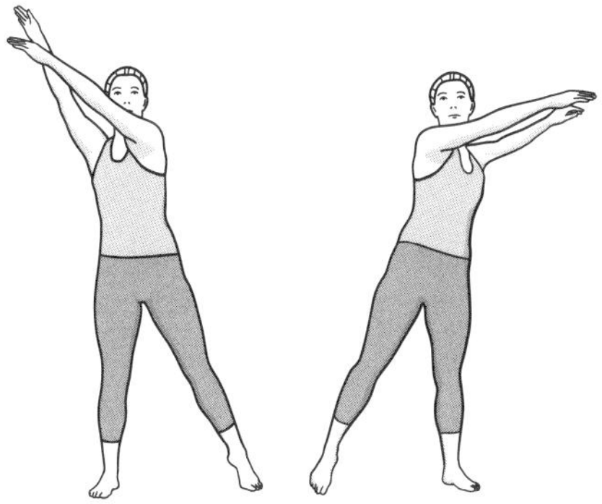

2 Armschwünge beidarmig

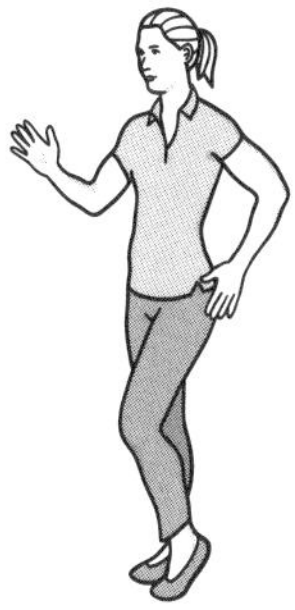

3 Auf der Stelle gehen

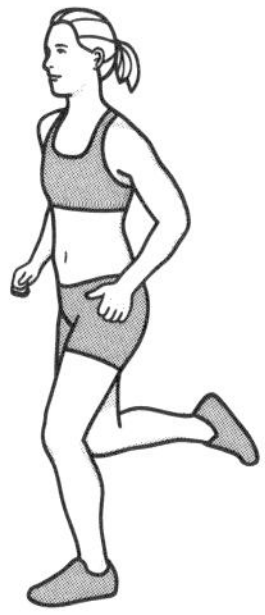

4 Auf der Stelle laufen

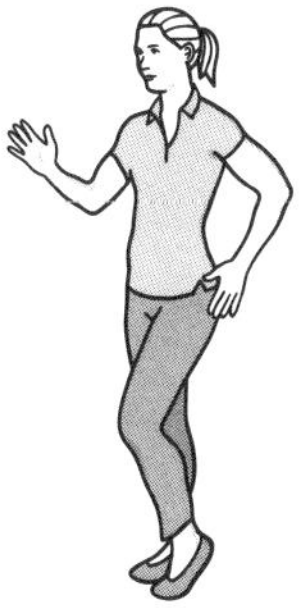

5 Auf der Stelle gehen

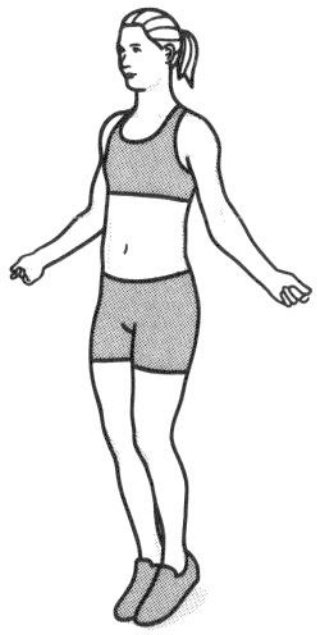

6 Seilspringen

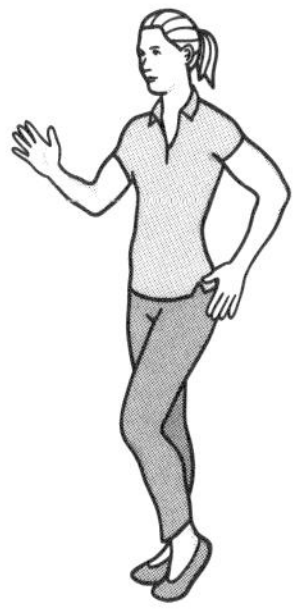

7 Auf der Stelle gehen

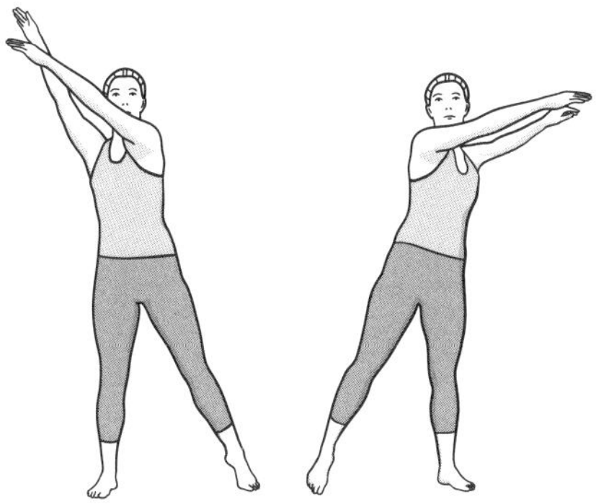

8 Armschwünge beidarmig

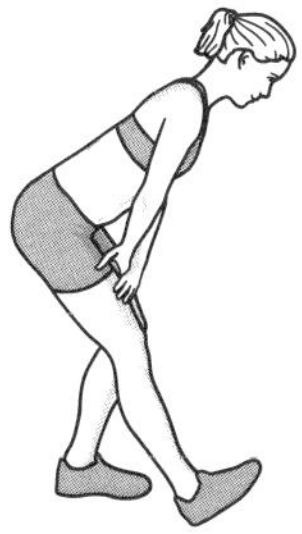

9 Dehnung der Beinrückseite im Stand

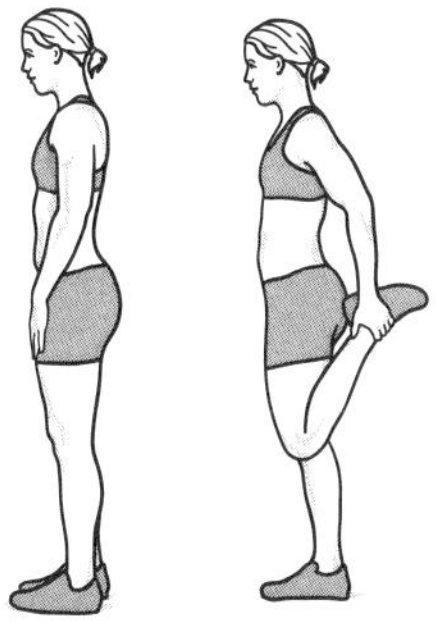

10 Dehnung der Oberschenkelvorderseite im Stand

50 Verspannungen lösen

Trainingsdauer: 30 Minuten

1 2 3

	Übungen	Wiederholungen/ Belastungszeit	Sätze	Seite
1	Schultern vor und zurück	1 Min.	1	122
2	Armschwünge	2 Min.	1	118
3	Hüftkreisen	je 15 Wdh.	1	10
4	Auf den Füßen wippen	30 Wdh.	1	10
5	Frosch	2 Min.	1	120
6	Krokodil	je 2 Min.	1	139
7	Brust-Bauch-Atmung	2 Min.	1	140
8	Entspannung in Rückenlage	5–10 Min.	1	140
9	Päckchenstellung	2 Min.	1	140
10	Schütteln	1 Min.	1	122

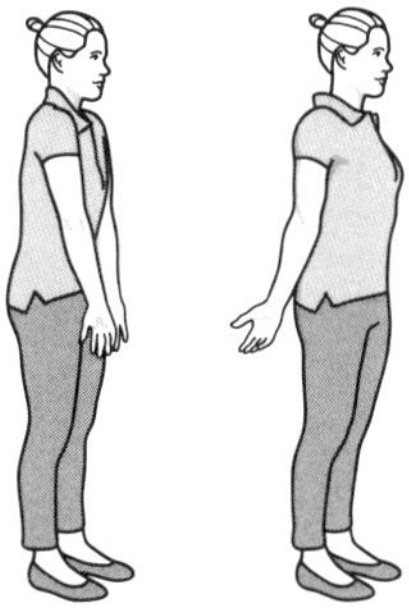

1 Schultern vor und zurück

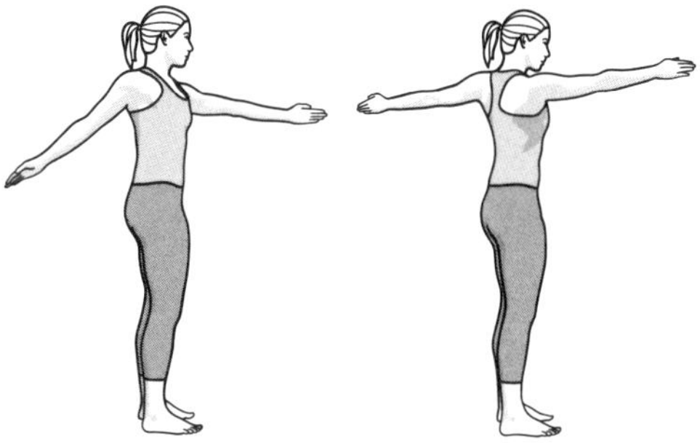

2 Armschwünge

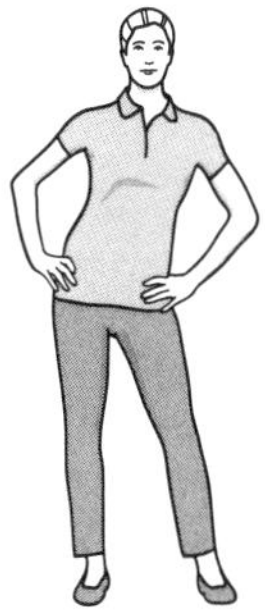

3 Hüftkreisen

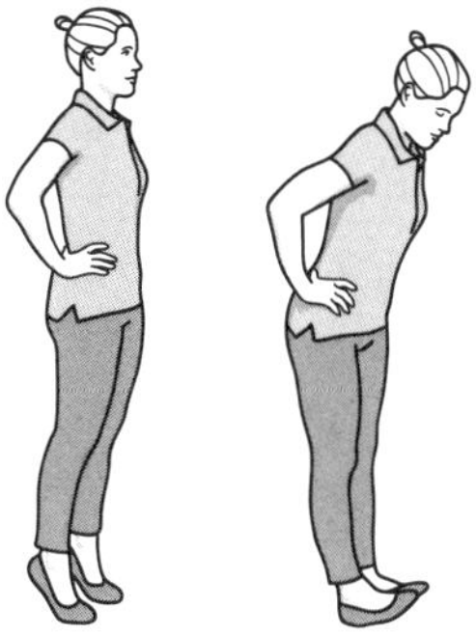

4 Auf den Füßen wippen

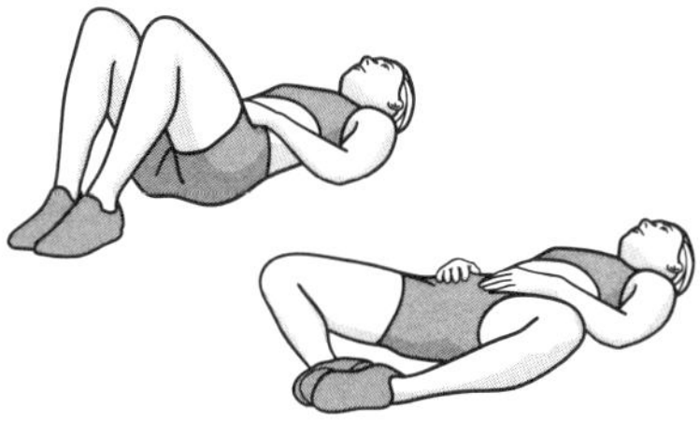

5 Frosch

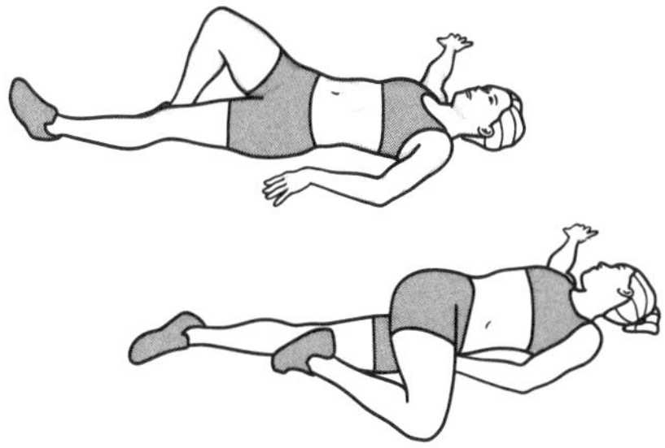

6 Krokodil

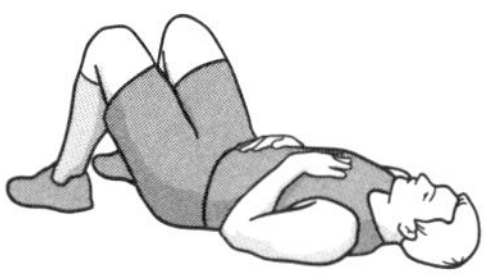

7 Brust-Bauch-Atmung

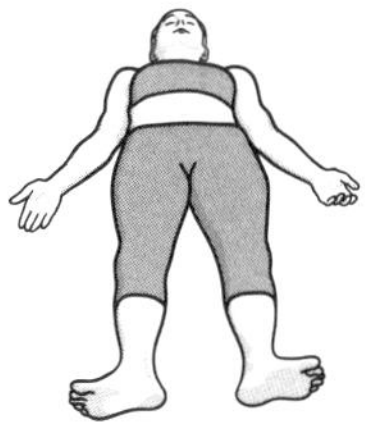

8 Entspannung in Rückenlage

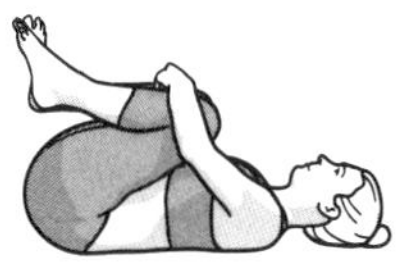

9 Päckchenstellung

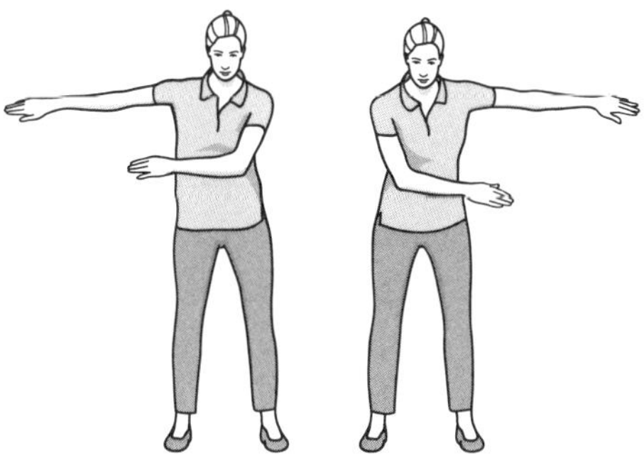

10 Schütteln

Die Übungen

3

Mobilisationsübungen

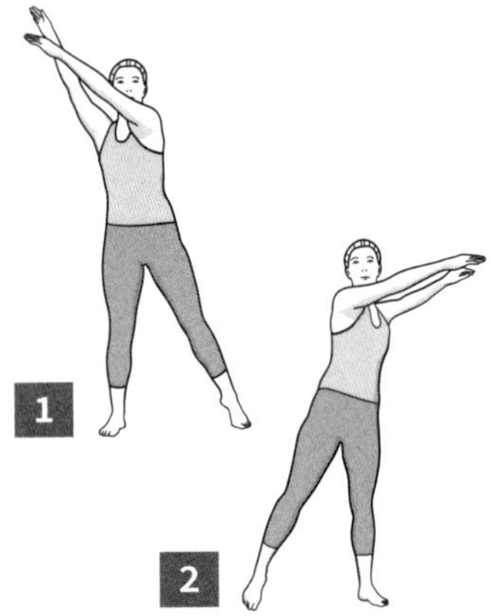

Armschwünge beidarmig

1. Einen hüftbreiten Stand einnehmen. Das Körpergewicht auf das rechte Bein verlagern. Nun beide Arme nach rechts oben schwingen.
2. Dann das Körpergewicht auf das linke Bein verlagern und beide Arme nach links oben schwingen.

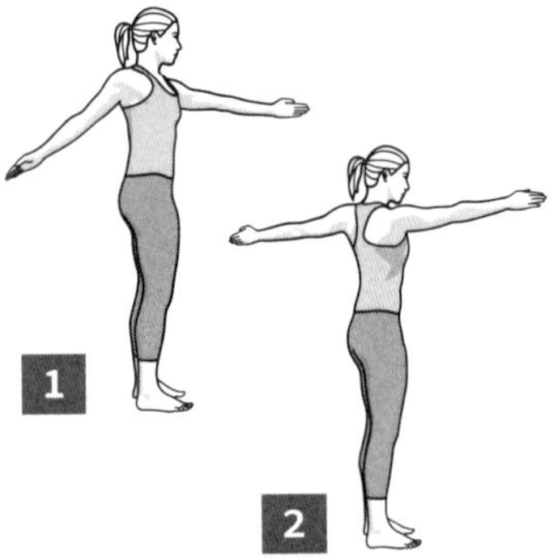

Armschwünge

1. Einen hüftbreiten, aufrechten Stand einnehmen. Nun mit dem rechten Arm zurück, dem linken Arm nach vorn pendeln. Dabei die Knie locker beugen und strecken.
2. Dann mit dem linken Arm nach vorn und dem rechten Arm zurück pendeln. Die Arme nun im Wechsel vor und zurück schwingen.

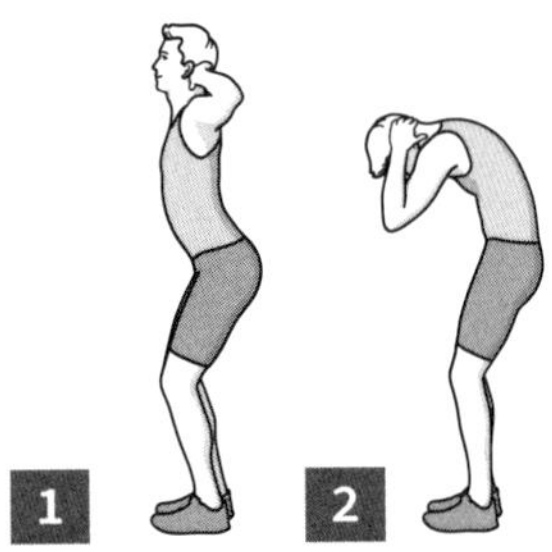

Beugung und Streckung der Brustwirbelsäule

1. Einen hüftbreiten Stand einnehmen. Die Hände mit den Fingerspitzen am Hinterkopf abstützen und mit dem Einatmen das Brustbein diagonal nach oben aufrichten.
2. Nun mit dem Ausatmen das Brustbein senken, die Ellbogen nach vorn führen. Das Kinn in Richtung Brustbein absenken.

Brustbein heben im Schneidersitz

1. Einen Schneidersitz einnehmen. Die Hände auf den Knien ablegen. Alternativ die Beine aufstellen.

2. Nun mit dem Einatmen das Brustbein nach vorn oben anheben, mit dem Ausatmen wieder in die Ausgangsstellung zurückkommen.

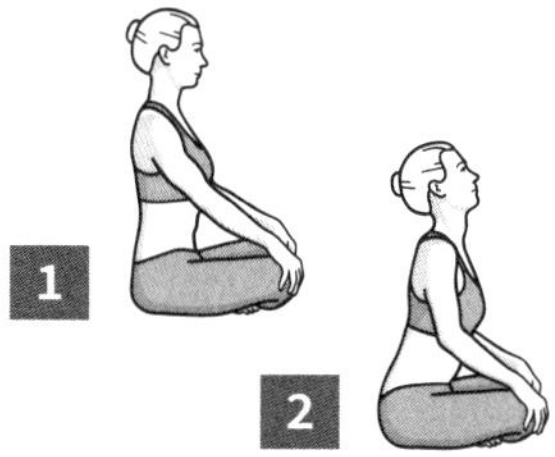

Füße strecken und beugen

1. Einen hüftbreiten, aufrechten Stand einnehmen. Nun ein Bein nach vorn strecken und die Fußspitze in Richtung Schienbein heben. Die Hände in die Seite stützen.

2. Nun die Fußspitze in Richtung Boden absenken. Die Bewegung rhythmisch fortführen und anschließend mit dem anderen Bein wiederholen.

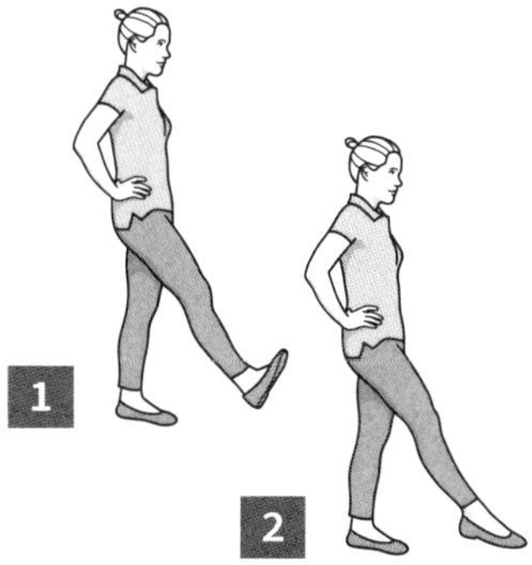

Mobilisation der Hüftgelenke

1. Eine weite Grätsche einnehmen. Die Fußspitzen zeigen leicht nach außen. Den Oberkörper aufrecht halten. Die Hände in die Seite stützen.

2. Nun ein Bein beugen, dabei zeigt das Knie in Richtung Fußspitze. Die Übung nach Abschluss der angegebenen Wiederholungen mit dem anderen Bein ausführen.

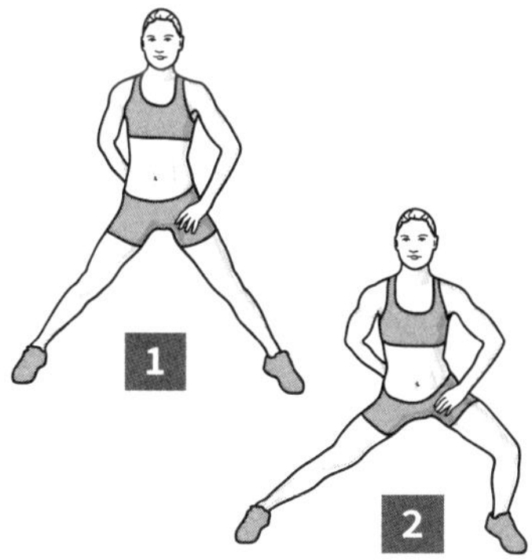

Side to Side

1. Einen breiten Grätschstand einnehmen. Einen Arm nach oben strecken, den anderen an der Seite herabhängen lassen.

2. Das Körpergewicht von der einen zur anderen Seite verlagern. Dabei den nach oben gestreckten Arm locker von rechts nach links schwingen lassen. Mit dem anderen Arm wiederholen.

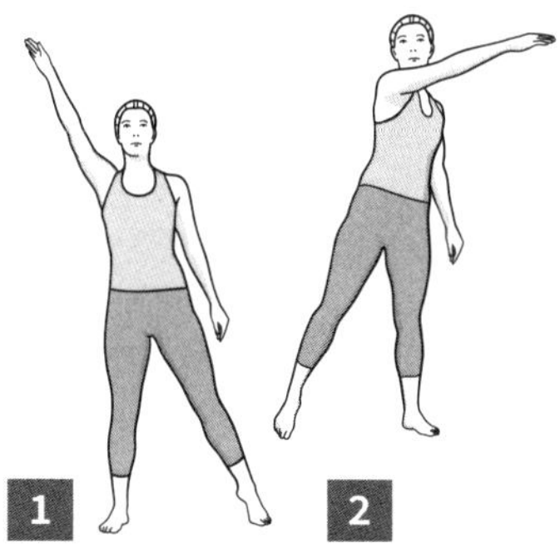

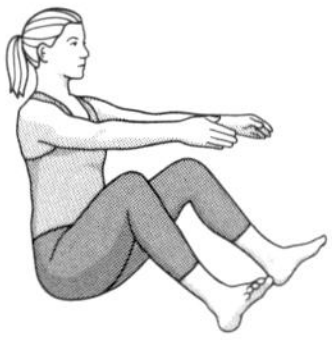

1

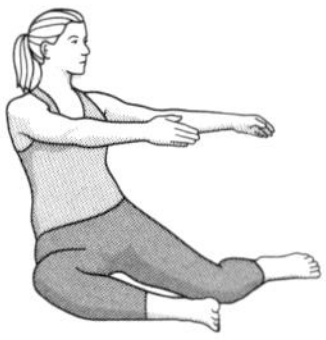

2

Hüftmobilisation im Sitzen

1. Einen aufrechten Sitz einnehmen. Beide Beine etwas breiter als hüftbreit auf die Fersen aufstellen. Die Arme nach vorn ausstrecken. Alternativ können beide Hände als Erleichterung hinter dem Körper abgestützt werden.
2. Nun die Knie im Wechsel nach rechts und links bewegen. Dabei möglichst aufrecht sitzen bleiben.

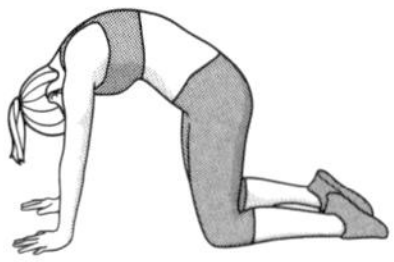

1

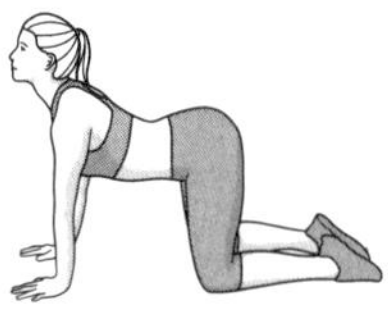

2

Katze-Kuh

1. Einen Vierfüßlerstand einnehmen. Die Hände unter den Schultern, die Knie unter den Hüftgelenken platzieren. Nun den Rücken in Richtung Decke runden, das Kinn zeigt zur Brust.
2. Dann den Rücken in Richtung Boden senken, dabei die Schultern nach hinten ziehen und den Kopf heben, sodass der Blick nach vorn gerichtet ist. Die Bewegungsabfolge bewusst und langsam ausführen.

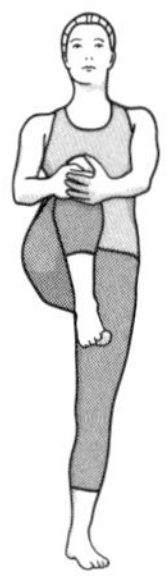

Knie hochziehen

Auf ein Bein stellen. Das andere Bein knapp unter dem Kniegelenk mit beiden Händen fassen und in Richtung Oberkörper ziehen. Dabei den Oberkörper aufgerichtet halten. Im Wechsel das rechte und linke Bein hochziehen.

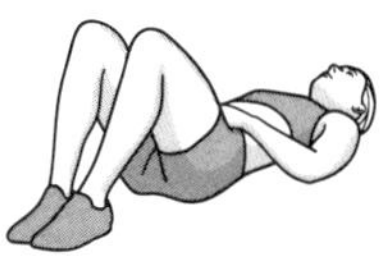

1

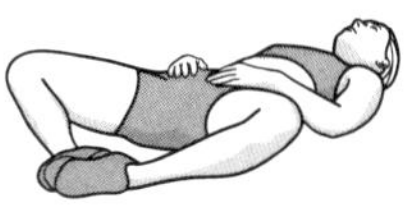

2

Frosch

1. Eine Rückenlage mit eng aneinander aufgestellten Beinen einnehmen. Beide Hände auf den Unterbauch legen.
2. Nun die Fußsohlen aneinander legen und die Knie zu den Seiten fallen lassen und wieder aufstellen. Diese Bewegungsabfolge immer wieder wiederholen.

Räkeln und strecken

Einen hüftbreiten, aufrechten Stand einnehmen. Nun den rechten Arm anwinkeln und die Hand auf die Schulter legen. Den linken Arm zur Decke strecken und sich dabei räkeln und strecken. Den ganzen Körper einsetzen. In verschiedenste Richtungen bewegen. Anschließend mit dem rechten Arm wiederholen.

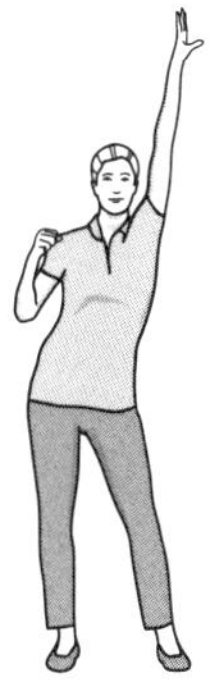

Rolling like a ball

1. Einen runden Sitz mit angewinkelten, gegrätschten Beinen einnehmen und mit den Händen die Fußgelenke von innen nach außen fassen. Die Füße schweben über dem Boden.
2. Nun mit dem Ausatmen nach hinten rollen. Der Kopf bleibt dabei in der Luft. Mit dem Einatmen wieder nach vorn rollen, um in den Sitz mit schwebenden Füßen zu gelangen.

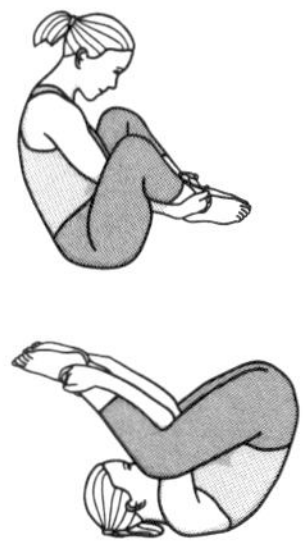

1 2

Roll down

1. Einen hüftbreiten, aufrechten Stand einnehmen. Die Arme locker an den Seiten herabhängen lassen.
2. Das Kinn in Richtung Brustbein rollen und den Rücken runden.
3. Nun den Oberkörper so weit abrollen, bis die Hände den Boden leicht berühren. Die Beine können dabei gestreckt (das ist schwieriger) oder leicht gebeugt sein.

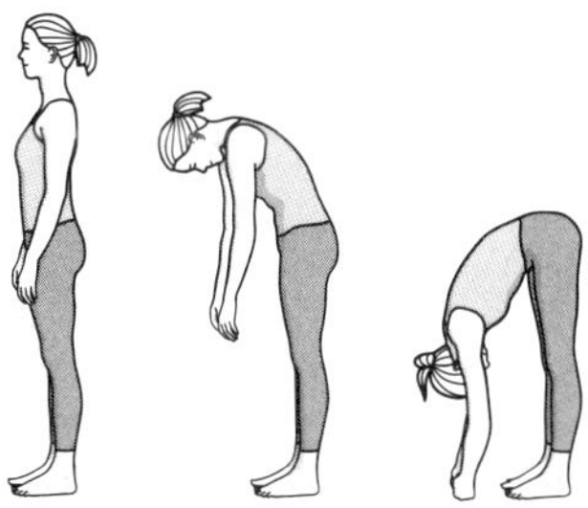

1 2 3

Rumpfrotation

1. Einen hüftbreiten, aufrechten Stand einnehmen. Die Knie sind durchlässig, das heißt leicht gebeugt, die Arme hängen locker an den Seiten herab.
2. Nun den Oberkörper nach rechts drehen. Dabei den Blick mit der Bewegung mitnehmen.
3. Anschließend wieder zur Ausgangsposition zurückkehren und nach links drehen.

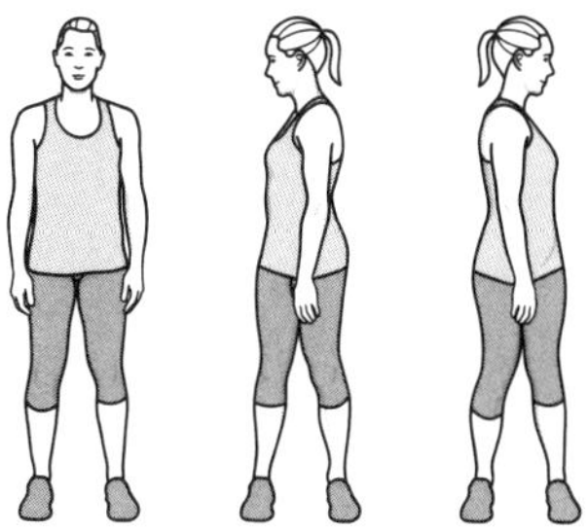

1 2 3

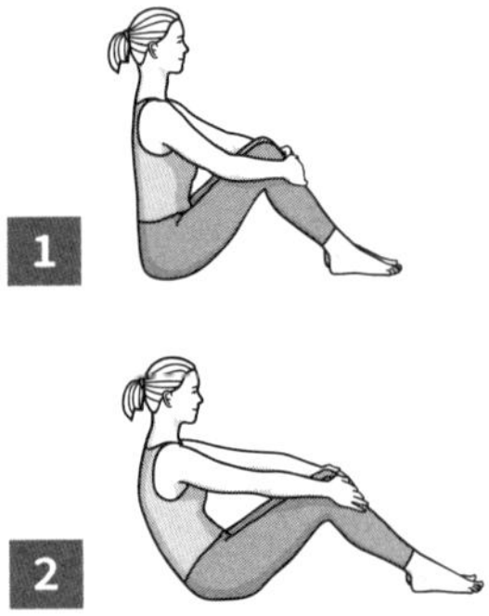

Rücken runden im Sitzen

1. Einen aufrechten Sitz mit aufgestellten Beinen einnehmen. Die Unterschenkel mit den Händen fassen.
2. Nun mit dem Ausatmen den Rücken runden, die Arme strecken, dann mit dem Einatmen den Rücken wieder strecken, die Arme beugen.

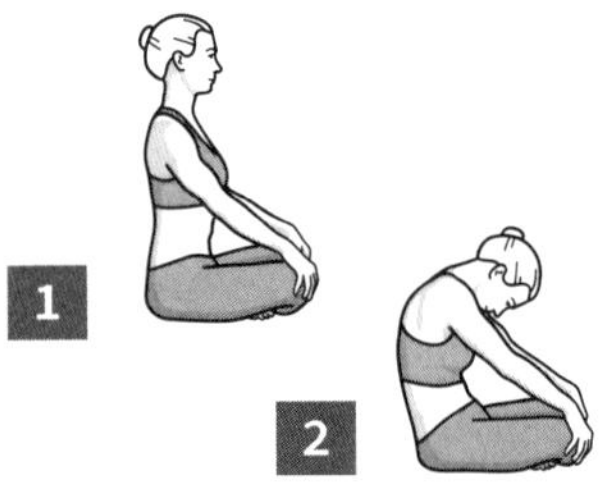

Rücken runden im Schneidersitz

1. Eine aufrechte Schneidersitzposition einnehmen. Die Hände auf den Knien ablegen.
2. Nun mit dem Ausatmen den Rücken runden und dabei den Kopf zur Brust sinken lassen. Beim Einatmen den Rücken wieder strecken, den Kopf wieder anheben.

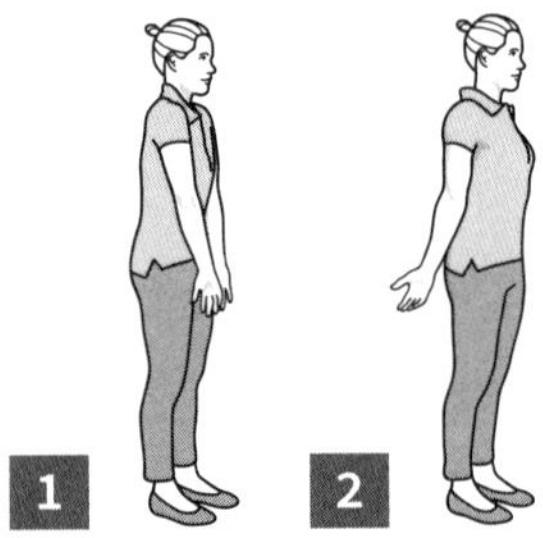

Schultern vor und zurück

1. Einen hüftbreiten, aufrechten Stand einnehmen. Die Arme vor den Körper bringen, die Handflächen zeigen zum Körper.
2. Nun die Arme in zwei liegenden Achten neben dem Körper vor und zurück bewegen. Dabei die Schultern ein- und ausdrehen.

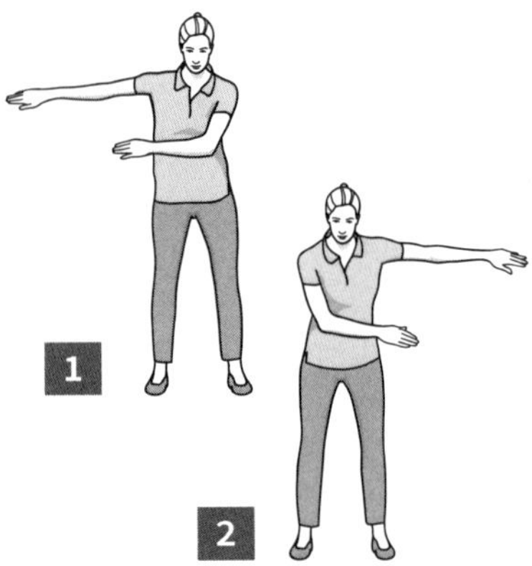

Schütteln

1. Einen hüftbreiten Stand einnehmen.
2. Nun den ganzen Körper rütteln und schütteln. Dabei die Arme locker lassen.

Seitneigung

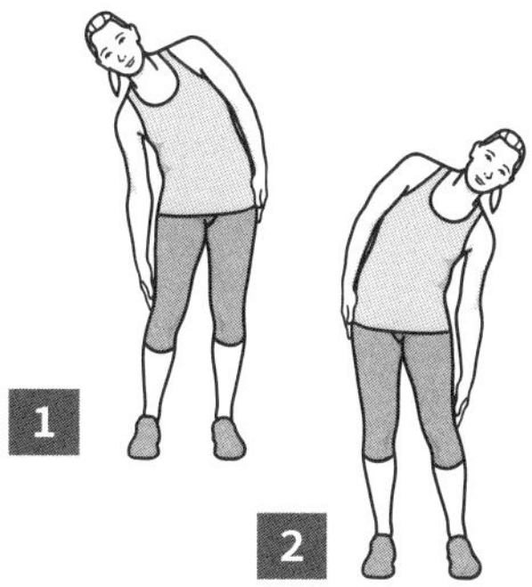

1. Einen hüftbreiten, aufrechten Stand einnehmen. Nun mit der einen Hand weit in Richtung Knie hinuntergleiten, dabei das Becken etwas zur Seite schieben.
2. Dann zur anderen Seite hinuntergleiten und das Becken sanft zur Seite schieben.

Seitneigung im Schneidersitz

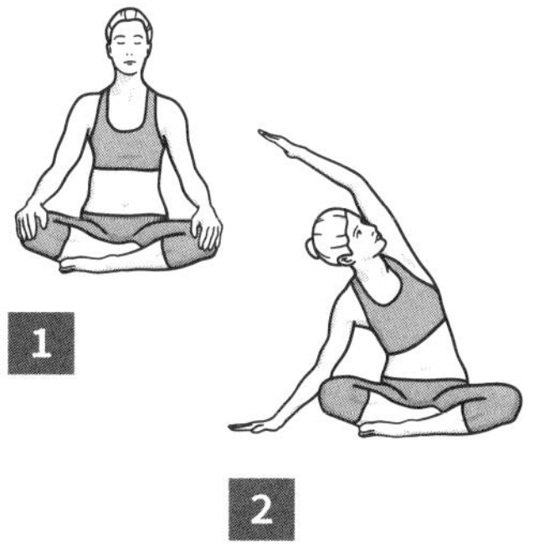

1. Eine aufrechte Schneidersitzposition einnehmen. Eine Hand stützt sich am Boden ab.
2. Nun einen Arm zur Seite abstützen. Den anderen Arm über den Kopf nach diagonal oben bewegen. Dabei den Blick in Richtung des gehobenen Arms zur Decke richten und den Oberkörper zur Seite neigen. Das Gesäß bleibt dabei mit beiden Gesäßhälften am Boden. Zur Erleichterung können alternativ beide Beine nach vorn leicht gebeugt aufgestellt oder ein Kissen unter das Gesäß gelegt werden. Anschließend die Dehnung auf der anderen Seite wiederholen.

Diagonales Knieheben

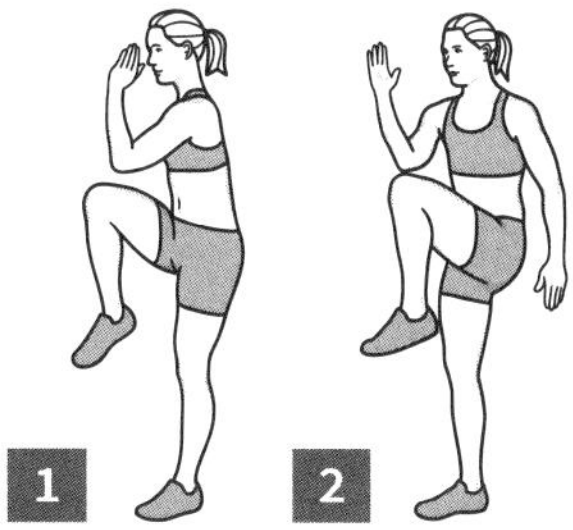

1. Einen aufrechten Stand einnehmen. Nun ein Knie anheben und den gegenüberliegenden Ellbogen in Richtung des angehobenen Knies führen. Den Oberkörper dabei aufrecht und das Standbein gestreckt halten.
2. Dann das andere Knie heben und den gegenüberliegenden Ellbogen in Richtung dieses Knies führen.

Vorbeuge

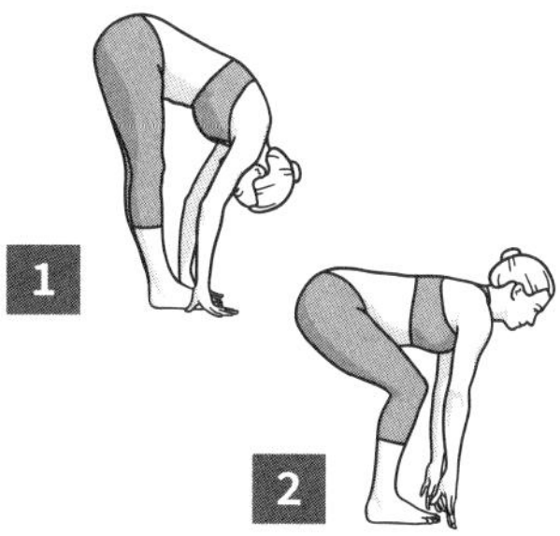

1. Einen hüftbreiten Stand einnehmen. Den Oberkörper mit gestreckten oder leicht gebeugten Beinen nach vorn fallen lassen, bis die Fingerspitzen oder Hände den Boden berühren.
2. Nun die Knie etwas beugen und den Rücken strecken. Das Gesäß absenken, bis der Rücken sich parallel zum Boden befindet. Die Fingerspitzen berühren dabei weiterhin den Boden.

Herz-Kreislauf-Übungen

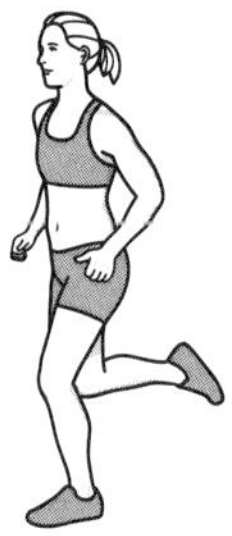

Auf der Stelle laufen

Einen aufrechten Stand einnehmen. Nun eine lockere Laufbewegung auf der Stelle ausführen. Dabei die Füße leise am Boden von der Fußspitze zur Ferse abrollen. Die Arme locker am Körper mitschwingen.

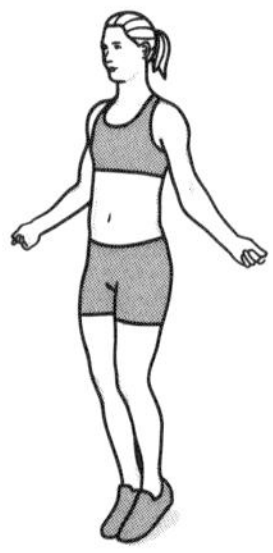

Seilspringen

Einen aufrechten Stand einnehmen. Nun eine lockere Seilspringbewegung auf der Stelle ausführen. Dabei auf dem Mittelfuß springen. Die Arme bewegen sich in einer kleinen Kreisbewegung neben dem Körper mit, als hätte man ein Seil in der Hand.

Übungen zur Kräftigung der Beine und des Gesäßes

Ausfallschritt

1. Einen hüftbreiten, aufrechten Stand einnehmen.

2. Nun im fließenden Wechsel das rechte und linke Bein zurückstellen. Dabei das hintere Knie in Richtung Boden absenken. Das Knie des vorderen Beines befindet sich senkrecht über der Ferse. Die Arme locker in der Bewegung mitnehmen.

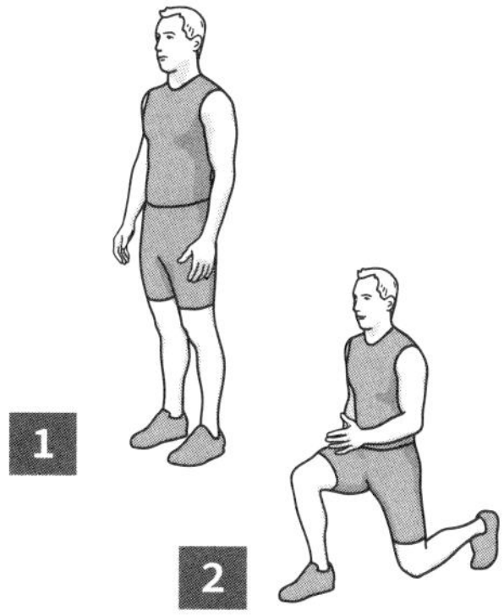

Ausfallschritt mit Rotation

1. Einen großen Ausfallschritt ausführen. Die Fußspitzen zeigen nach vorn. Die Arme zur Seite ausstrecken, die Daumen zeigen dabei nach oben.

2. Nun beide Knie beugen, dabei das hintere Knie in Richtung Boden führen. Das vordere Knie befindet sich über der Ferse. Die hintere Ferse löst sich vom Boden. Gleichzeitig eine Rotation des Oberkörpers zur Seite des vorderen Knies ausführen. Den Ausfallschritt im Wechsel mit dem rechten und linken Fuß nach vorn durchführen.

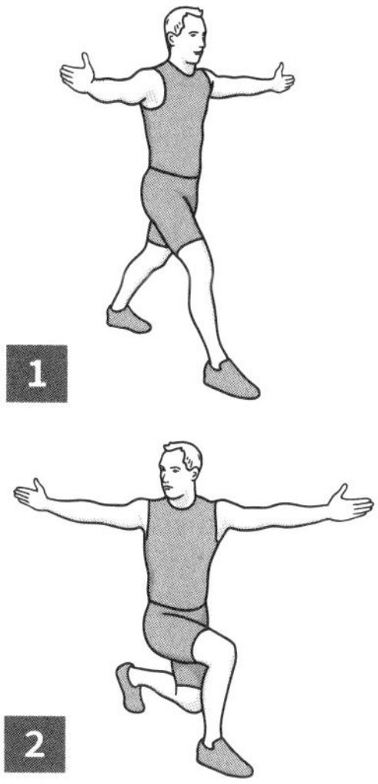

Beinheben seitlich

1. Einen hüftbreiten, aufrechten Stand einnehmen. Die Hände in die Seiten stützen. Ein Bein ein wenig zur Seite anheben, dabei die Fußspitze nach vorn drehen.

2. Nun das Bein heben und senken. Die Übung nach Abschluss der angegebenen Wiederholungen mit dem anderen Bein ausführen.

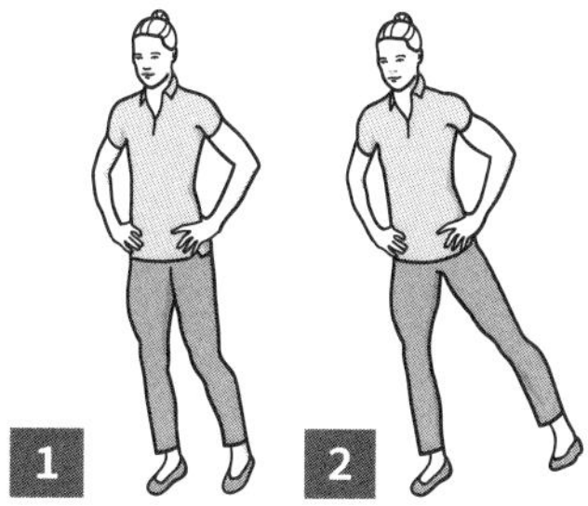

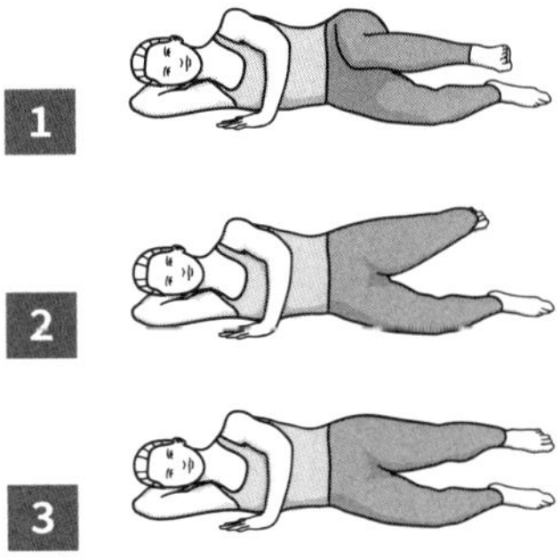

Bein im Liegen schwingen

1. Eine Seitenlage mit nach vorn angewinkelten Beinen einnehmen und den Kopf auf dem unteren Arm ablegen. Die Hand des anderen Arms auf dem Boden vor dem Körper aufstützen.
2. Nun das obere Bein anheben und angewinkelt rückwärts bewegen. Dabei bei der Zurückbewegung die Ferse nach hinten schieben und die Zehenspitzen in Richtung des Schienbeins heranziehen.
3. Anschließend das vordere Bein nach vorne bewegen. Dabei die Fußspitze strecken. Das Becken während der gesamten Bewegung stabil halten. Nach den angegebenen Wiederholungen die Seite wechseln.

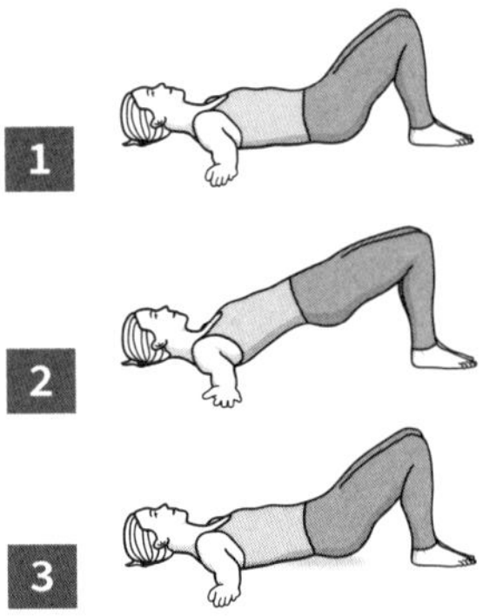

Brücke

1. Eine Rückenlage mit aufgestellten Beinen einnehmen. Die Arme zur Seite ablegen. Wenn nötig, ein Kissen unter den Kopf legen.
2. Das Becken mit der Kraft aus dem Gesäß und den Oberschenkeln anheben.
3. Nun das Becken langsam wieder absenken. Beim Absenken das Becken bis kurz vor den Bodenkontakt bringen und dann aus der Schwebe wieder anheben.

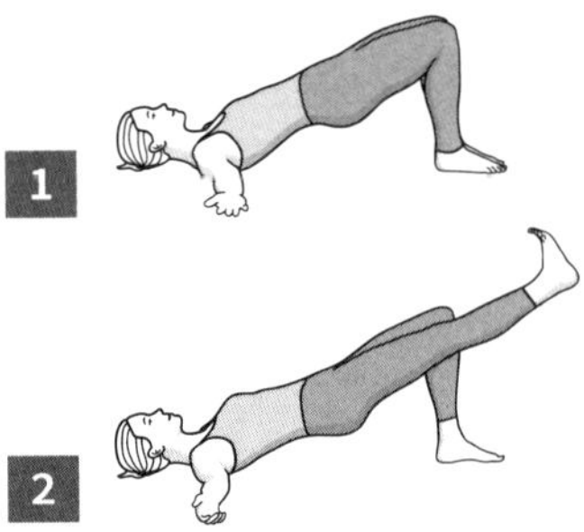

Brücke mit Beinheben

1. Eine Rückenlage mit aufgestellten Beinen einnehmen. Die Arme zur Seite ablegen. Wenn nötig, ein Kissen unter den Kopf legen. Das Becken heben und oben halten.
2. Nun im Wechsel das rechte und linke Bein nach vorn ausstrecken. Dabei das Becken ruhig halten.

Beinheben im Vierfüßlerstand

1. Einen Vierfüßlerstand einnehmen. Die Hände unter den Schultergelenken, die Knie unter den Hüftgelenken platzieren. Ein Bein angewinkelt anheben, bis der Oberschenkel sich waagerecht über dem Boden befindet.
2. Nun mit dem Bein kleine Bewegungen in Richtung Decke ausführen. Dabei die Fußsohle nach oben schieben. Den Rücken während der Ausführung stabil halten und nicht durchdrücken. Die Übung nach Abschluss der angegebenen Wiederholungen mit dem anderen Bein ausführen.

1
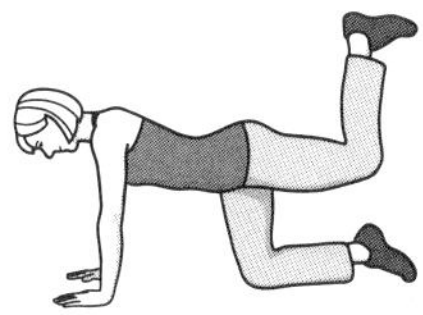

2
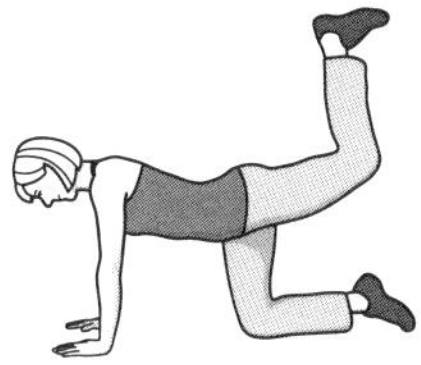

Kniebeuge

1. Einen etwas breiteren als hüftbreiten Stand einnehmen. Beide Arme nach vorn ausstrecken.
2. Knie und Hüften beugen und das Gesäß nach hinten unten absenken und wieder anheben. Die Füße sind dabei gleichmäßig belastet. Die Oberschenkel bleiben während der gesamten Bewegung parallel zueinander. Den Rücken gerade halten.

1
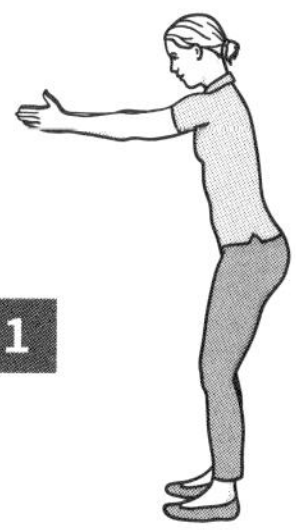

2
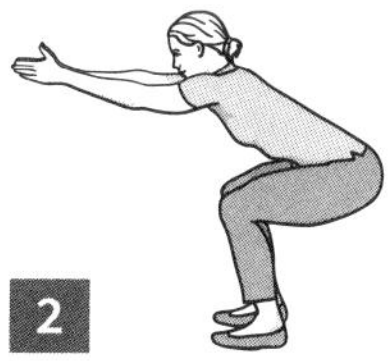

Kniebeuge mit Armen über Kopf

1. Einen hüftbreiten, aufrechten Stand einnehmen. Beide Arme neben den Ohren in Richtung Decke strecken.
2. Nun die Knie beugen, wenn möglich, bis die Oberschenkel sich waagerecht über dem Boden befinden. Der Oberkörper bleibt dabei aufgerichtet. Während der Bewegung beide Füße gleichmäßig belasten.

1
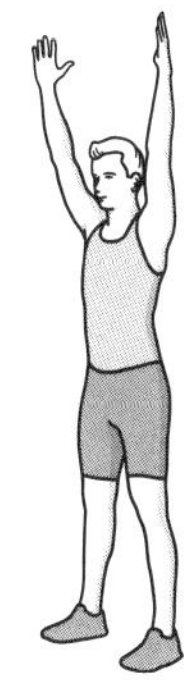

2
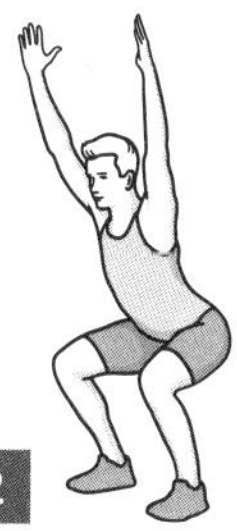

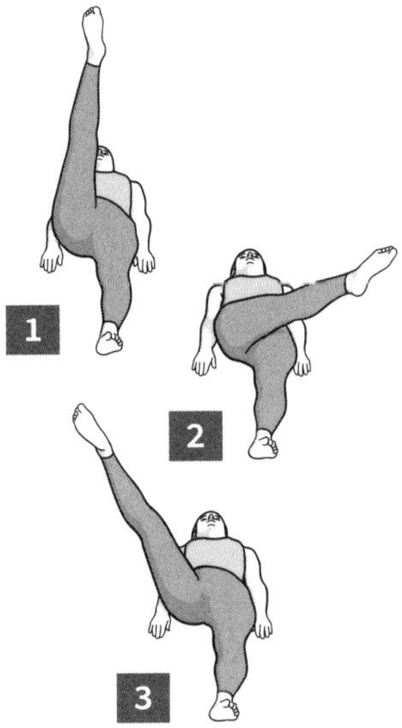

Gerades Beinkreisen

1. Eine Rückenlage mit gestreckten Beinen einnehmen und dann ein Bein zur Decke strecken. Alternativ das Knie leicht gebeugt halten. Die Hände liegen neben dem Körper.
2. Nun mit dem nach oben gestreckten Bein einen großen Kreis in der Luft zeichnen. Das Bein langsam und kontrolliert nach unten absenken. Der Fuß berührt dabei nicht den Boden. Das Becken während der Bewegung ruhig halten.
3. Das Bein nun langsam wieder nach oben führen. Bei der gesamten Kreisbewegung des Beins darauf achten, das Becken ruhig und die Wirbelsäule in der neutralen Position (das heißt in der doppelten S-Krümmung, der untere Rücken leicht vom Boden abgehoben) zu halten. Die Übung nach Abschluss der angegebenen Wiederholungen mit dem anderen Bein ausführen.

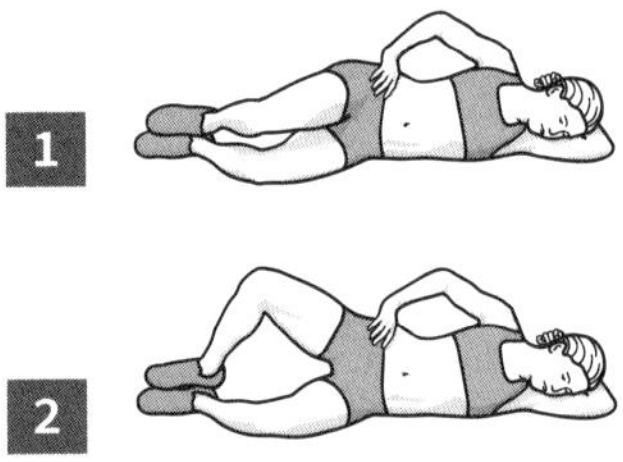

Muschel

1. Eine Seitenlage mit angewinkelten Beinen einnehmen. Fersen und Oberkörper befinden sich auf einer Linie. Den Kopf auf dem unteren Arm ablegen. Den oberen Arm auf die Hüfte stützen.
2. Nun das obere Knie in Richtung Decke anheben und wieder senken. Die Füße bleiben während der Bewegung geschlossen. Die Übung nach Abschluss der angegebenen Wiederholungen mit dem anderen Bein ausführen.

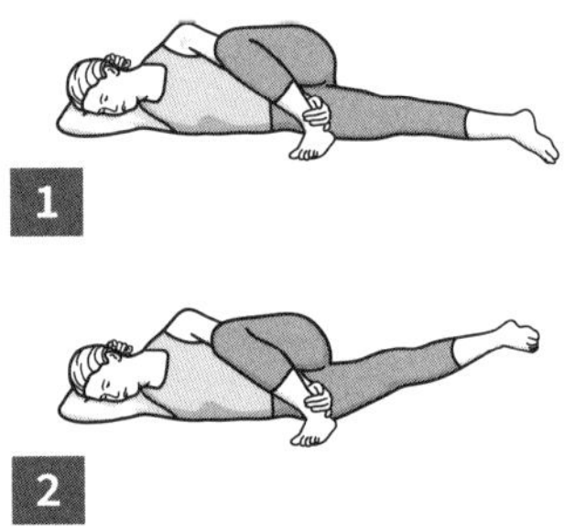

Aktivierung der Oberschenkelinnenseite

1. Eine Seitenlage mit gestreckten Beinen einnehmen. Den Kopf auf dem unteren Arm ablegen. Das obere Bein über das gestreckte untere Bein stellen und mit der freien Hand am Fußgelenk festhalten. Das Becken dabei senkrecht halten.
2. Nun das untere, gestreckte Bein langsam und kontrolliert heben und senken. Die Übung nach Abschluss der angegebenen Wiederholungen mit dem anderen Bein ausführen.

Schlittschuhschritt

1. Einen hüftbreiten Stand einnehmen. Die Hände in die Hüfte stützen. Nun einen großen Schritt zur Seite ausführen und ein Bein hinter dem anderen kreuzen und auftippen.
2. Dann den Schritt zur anderen Seite ausführen. Diese Bewegungsabfolge wiederholen.

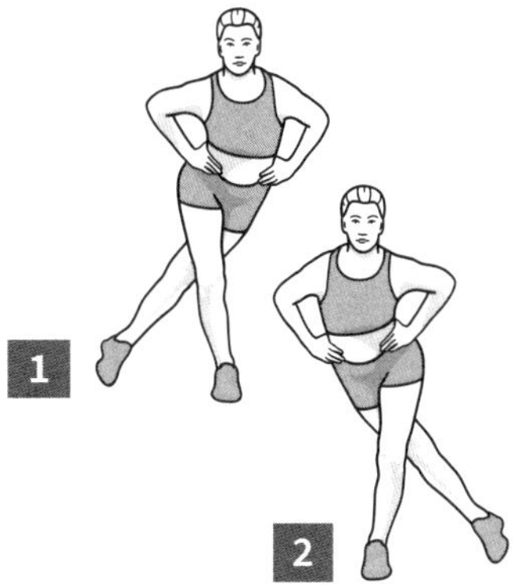

Seitlicher Ausfallschritt

1. Einen Grätschstand einnehmen. Beide Hände vor dem Brustbein fassen. Die Knie zeigen in Richtung Fußspitzen nach außen.
2. Das Körpergewicht auf ein Bein verlagern, dabei das Knie beugen. Die Grätsche so weit öffnen, dass das Knie sich immer über der Ferse befindet. Den Oberkörper aufrecht halten. Nun das andere Knie beugen. Diese Bewegungsabfolge wiederholen.

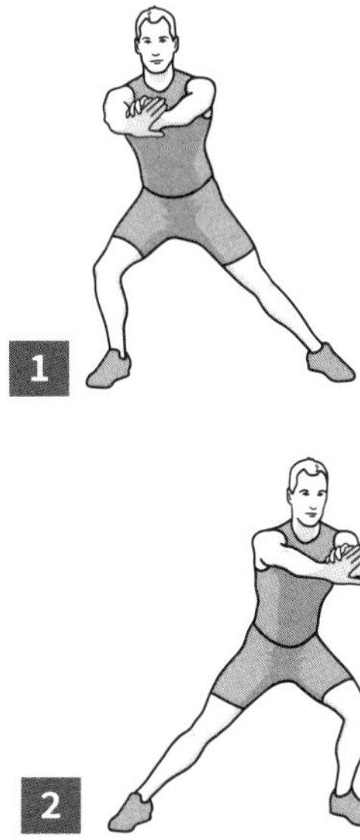

Seitstütz mit Knie öffnen

1. Einen seitlichen Ellbogenstütz mit abgelegten Knien einnehmen. Der Ellbogen befindet sich unter der Schulter. Die obere Hand an die Hüfte legen. Die Unterschenkel nach hinten abwinkeln. Das Becken anheben, sodass Oberschenkel und Oberkörper eine Linie bilden.
2. Nun das obere Knie anheben und absenken. Die Füße bleiben während der Bewegung zusammen. Die Übung nach Abschluss der angegebenen Wiederholungen mit der anderen Seite ausführen.

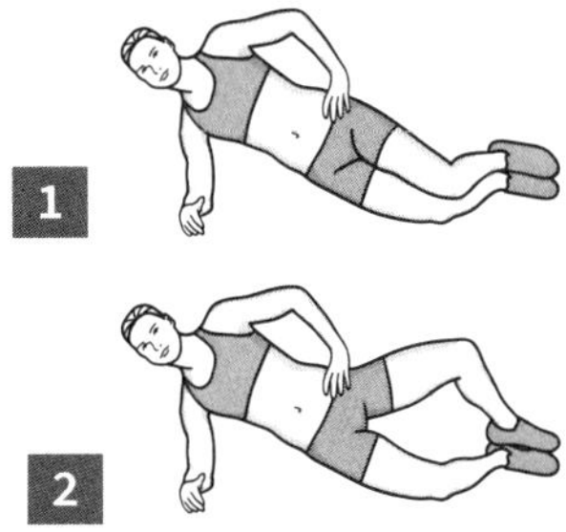

Übungen zur Kräftigung des Oberkörpers

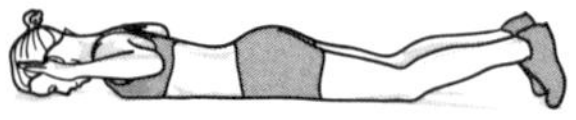

1

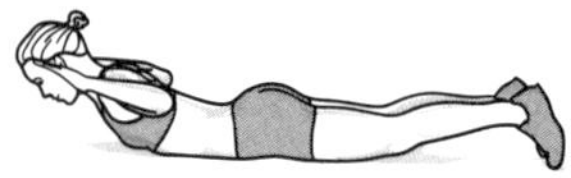

2

Oberkörper-Lift

1. Eine Bauchlage einnehmen. Beide Arme rechtwinklig über dem Boden halten. Den Bauchnabel sanft nach innen oben in Richtung Wirbelsäule ziehen.
2. Nun den Oberkörper heben und senken. Beim Anheben des Rumpfes die Schulterblätter bewusst zusammenführen. Den Kopf in Verlängerung des Rumpfes halten.

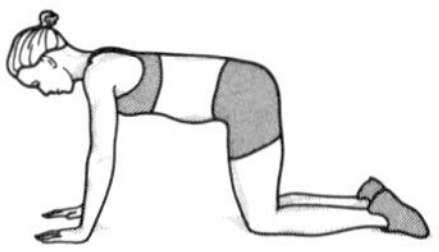

1

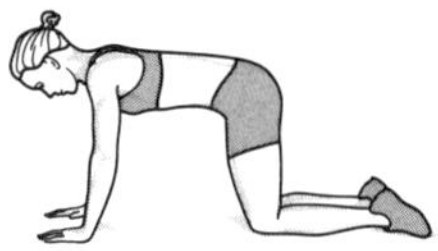

2

Bauchnabel nach innen ziehen

1. Einen Vierfüßlerstand einnehmen. Den Kopf in Verlängerung des Rumpfes halten. Die Hände unter den Schultergelenken, die Knie unter den Hüftgelenken positionieren.
2. Nun mit dem Ausatmen den Bauchnabel sanft nach innen oben in Richtung Wirbelsäule ziehen. Dabei den Rücken ruhig halten.

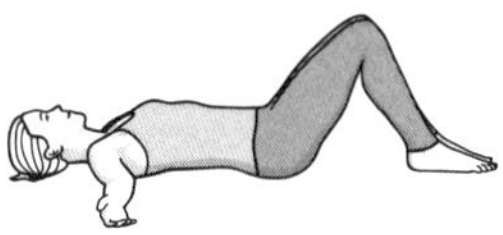

1

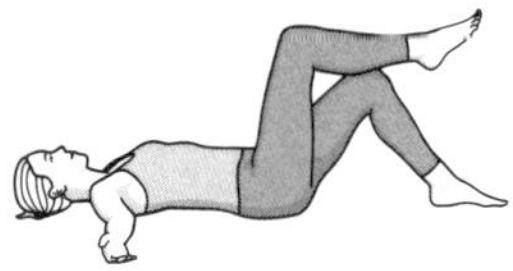

2

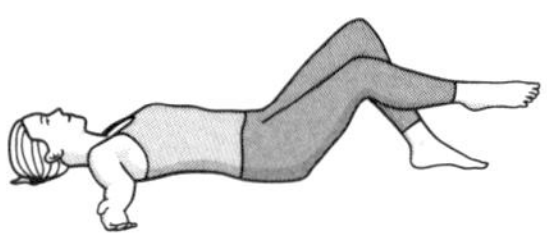

3

Beinkreisen in Rückenlage

1. Eine Rückenlage mit aufgestellten Beinen einnehmen. Die Wirbelsäule liegt in Neutralposition, das heißt in ihrer doppelten S-Krümmung. Beide Arme zur Seite ausstrecken.
2. Nun ein Bein rechtwinklig anheben.
3. Mit dem Ausatmen mit dem angehobenen Bein einen großen Kreis nach außen beginnen, mit dem Einatmen wieder zur Mitte zurückführen. Das aufgestellte Bein und das Becken ruhig halten. Die Übung nach Abschluss der angegebenen Wiederholungen mit dem anderen Bein ausführen.

Beinstreckung aus dem Vierfüßlerstand

1. Einen Vierfüßlerstand einnehmen. Die Knie unter den Hüftgelenken, die Hände unter den Schultergelenken positionieren.
2. Nun ein Bein nach hinten ausstrecken, sodass es parallel zum Boden ausgerichtet ist. Den Rücken dabei ruhig halten. Die Position kurz halten und danach die Seite wechseln.

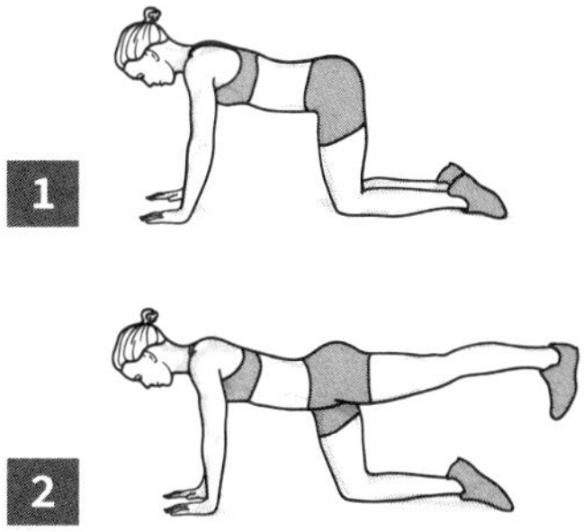

Seitlicher Ellbogenstütz mit Rotation

1. Einen seitlichen Ellbogenstütz mit gestreckten Beinen einnehmen. Der Ellbogen befindet sich unter der Schulter, die Füße sind voreinander oder aufeinander aufgestellt. Den oberen Arm in Richtung Decke strecken.
2. Nun so weit wie möglich mit dem Arm unter dem Brustkorb durchtauchen. Dabei hebt sich das Becken leicht nach oben an. Der Blick folgt der Hand. Die Übung nach Abschluss der angegebenen Wiederholungen auf der anderen Seite ausführen.

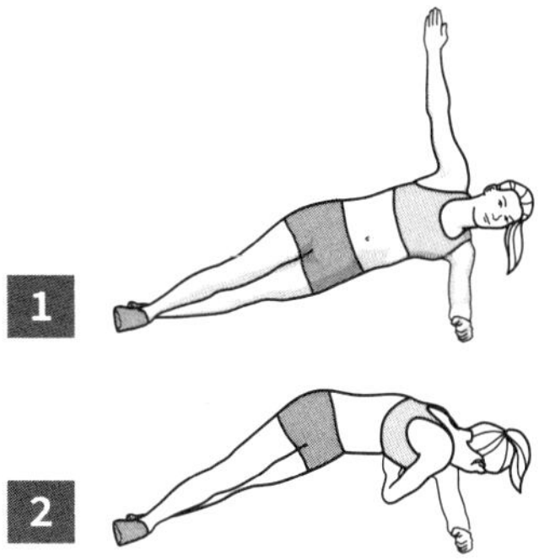

Armschere in Kniebeugeposition

1. Eine Kniebeugenposition einnehmen. Die Füße zeigen dabei in einem hüftbreiten Stand nach vorne, das Gesäß ist etwas nach hinten unten abgesenkt, der Rücken ist gestreckt. Beide Arme neben den Ohren in Verlängerung des Oberkörpers ausstrecken. Die Daumen zeigen in Richtung Decke.
2. Nun abwechselnd den rechten und den linken Arm in die Verlängerung des Oberkörpers anheben, so als würde man kleine schnelle Hackbewegungen mit den gestreckten Armen ausführen.

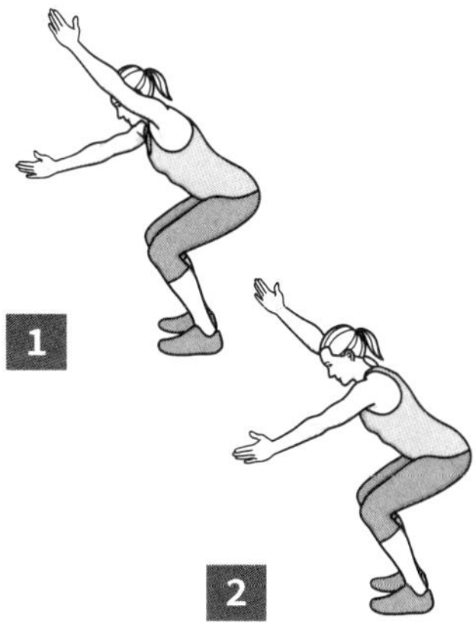

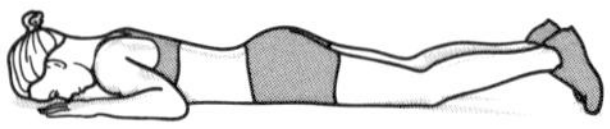

1

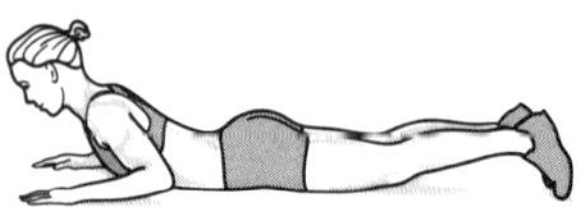

2

Kobra

1. Eine Bauchlage einnehmen. Die Beine sind leicht geöffnet. Beide Hände neben den Schultern abstützen. Den Bauch anspannen.
2. Nun mit dem Einatmen den Oberkörper etwas anheben, mit dem Ausatmen wieder ablegen. Dabei den Kopf immer in Verlängerung des Rumpfes halten.

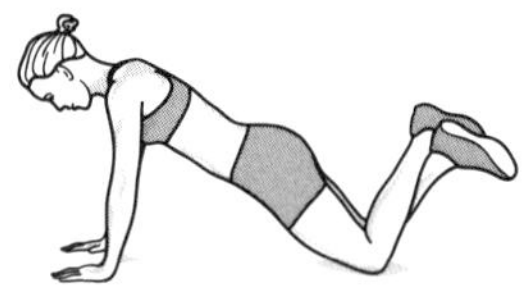

1

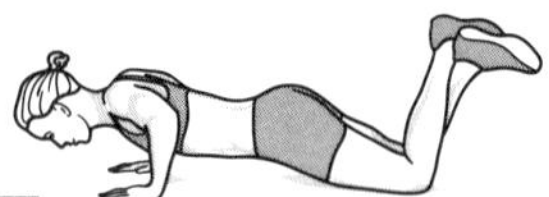

2

Liegestütz mit abgelegten Knien

1. Eine Liegestützposition mit am Boden abgelegten Knien einnehmen. Die Füße sind verschränkt. Die Hände befinden sich senkrecht unter den Schultergelenken. Oberkörper und Oberschenkel bilden eine Linie.
2. Nun die Ellbogen beugen und das Brustbein in Richtung Boden absenken und wieder heben. Dabei die Ellbogen nah am Körper vorbeiführen.

1

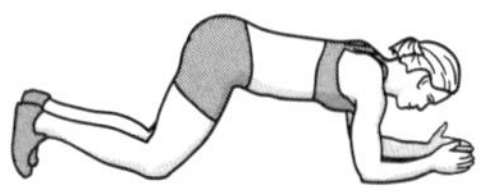

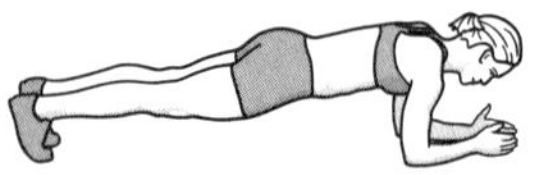

2

Plank

1. Einen Ellbogenstütz einnehmen. Die Ellbogen befinden sich unter den Schultern, die Knie sind am Boden abgestützt.
2. Nun beide Knie vom Boden abheben. Der Kopf, der Oberkörper und die Beine bilden eine Linie. Das Gesäß anspannen und die Position halten.

1

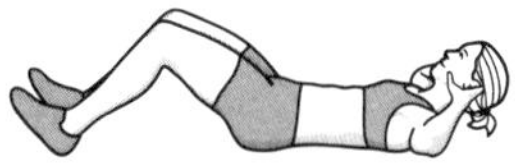

2

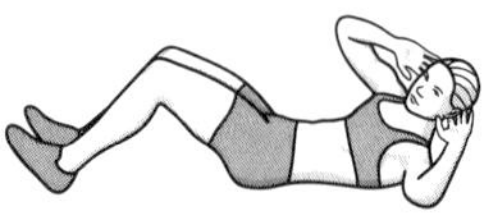

Diagonaler Crunch

1. Eine Rückenlage mit aufgestellten Füßen einnehmen. Beide Hände stützen den Kopf.
2. Nun den Oberkörper mit dem Ausatmen diagonal nach oben anheben, mit dem Einatmen wieder senken. Das Brustbein führt in Richtung des gegenüberliegenden Knies. Zwischen Kinn und Brustbein ungefähr eine Handbreit Platz halten.

Seitstütz mit abgelegten Knien

1. Einen seitlichen Ellbogenstütz mit abgelegten Knien einnehmen. Beide Unterschenkel sind nach hinten abgewinkelt. Der Ellbogen befindet sich unter der Schulter. Die freie Hand an die Hüfte legen. Oberschenkel und Oberkörper bilden eine Linie.
2. Nun das Becken leicht anheben und wieder senken. Die Übung nach Abschluss der angegebenen Wiederholungen auf der anderen Seite ausführen.

1
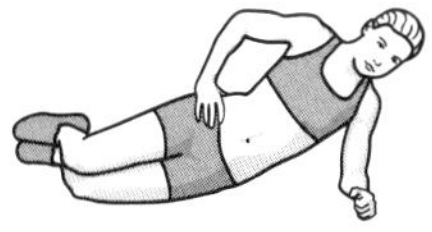

2
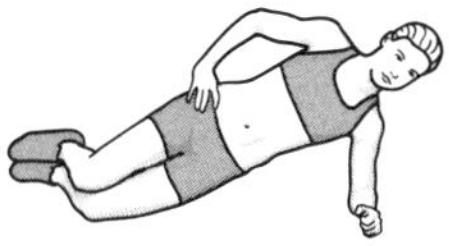

Seitstütz mit Beinheben

1. Einen seitlichen Ellbogenstütz mit abgelegten Knien einnehmen. Beide Unterschenkel sind nach hinten abgewinkelt. Der Ellbogen befindet sich unter der Schulter. Die freie Hand an die Hüfte legen. Den Rumpf auf Spannung halten, sodass sich das Becken in einer Linie mit Oberschenkeln und Oberkörper befindet. Das obere Bein geradeaus strecken.
2. Nun im dynamischen Wechsel das obere Bein anheben und absenken, ohne es abzulegen. Die Übung nach Abschluss der angegebenen Wiederholungen mit dem anderen Bein ausführen.

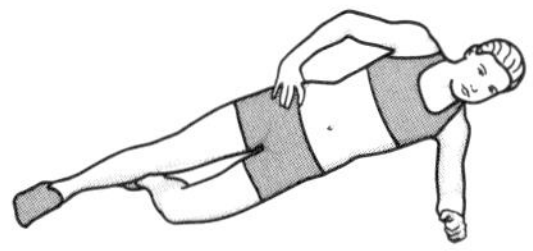
1

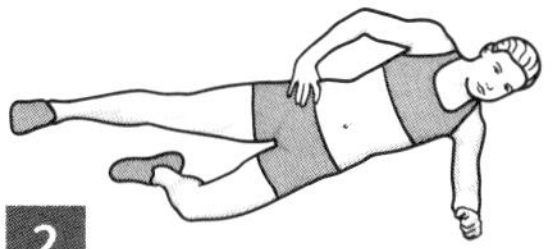
2

Spine Twist

1. Einen aufrechten Sitz mit gestreckten, hüftbreiten Beinen einnehmen. Alternativ beide Knie gebeugt halten. Die Arme mit den Handflächen zum Boden seitlich ausstrecken.
2. Nun mit dem Ausatmen den Oberkörper zu einer Seite drehen. Mit dem Einatmen wieder zurück und zur anderen Seite drehen.

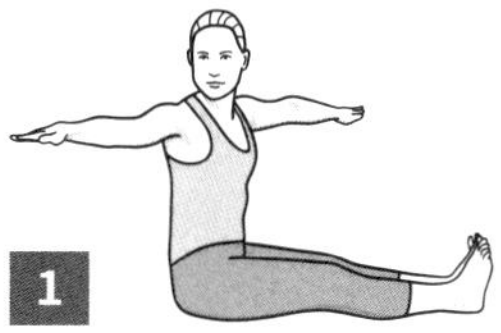
1

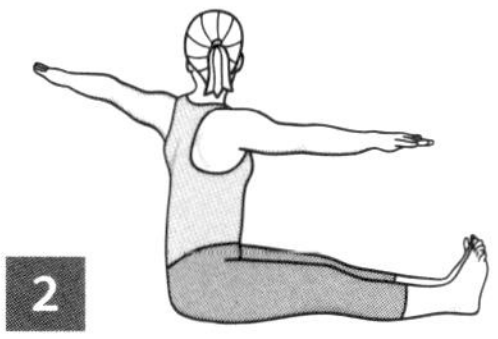
2

1
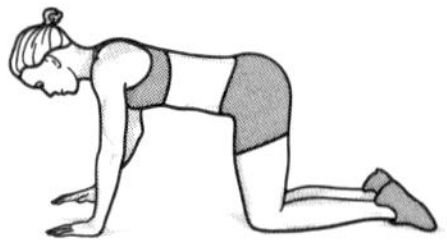

2
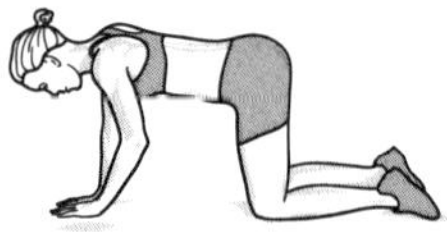

Vierfüßlerstand mit angehobener Hand

1. Einen Vierfüßlerstand einnehmen. Die Hände befinden sich senkrecht unter den Schultergelenken, die Knie senkrecht unter den Hüftgelenken. Nun die rechte Hand etwas vom Boden abheben.
2. Dann die linke Hand etwas vom Boden abheben und wieder absetzen. Dabei das Körpergewicht in der Mitte halten, der Rücken bleibt ruhig. Diese Bewegungsabfolge wiederholen.

1
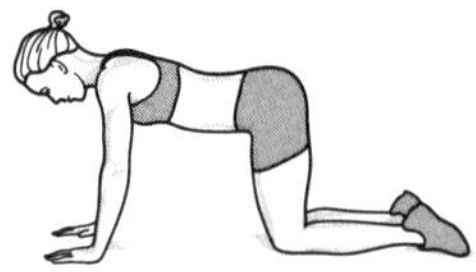

2
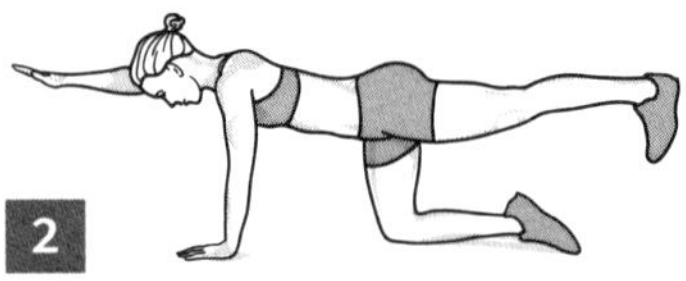

Zweipunktvierfüßler

1. Einen Vierfüßlerstand einnehmen. Die Hände unter den Schultern, die Knie unter den Hüftgelenken platzieren.
2. Nun den rechten Arm und das linke Bein nach vorn und hinten strecken, danach den linken Arm und das rechte Bein wegstrecken. Den Rücken dabei ruhig halten.

1
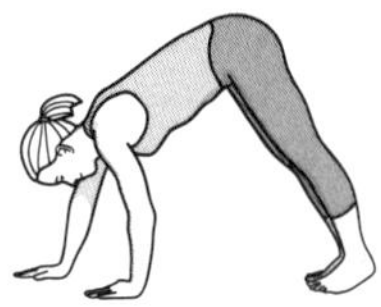

2
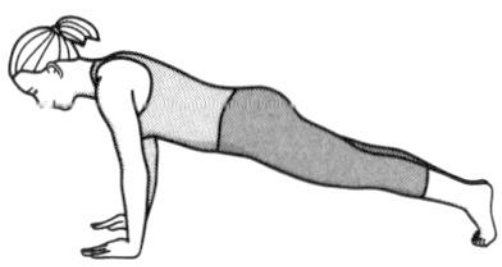

Walking Plank

1. Einen hüftbreiten, aufrechten Stand einnehmen und den Oberkörper so weit nach unten abrollen, bis die Hände den Boden berühren.
2. Nun mit den Händen vorwärts »gehen«, bis die Hände sich unter den Schultern befinden. Der Kopf, der Oberkörper und die Beine befinden sich nun in einer Linie.

Dehnübungen

Tiefer Ausfallschritt mit Rotation

1. Einen Ausfallschritt einnehmen. Das vordere Knie befindet sich über der Ferse. Das hintere Bein gestreckt halten. Beide Hände mit den Fingerspitzen neben dem vorderen Fuß abstützen.
2. Nun den Arm, der auf der Seite des vorderen Beines ist, so weit wie möglich zur Decke strecken. Der Blick dreht mit zur Seite. Die Übung nach Abschluss der angegebenen Wiederholungen mit dem anderen Bein ausführen.

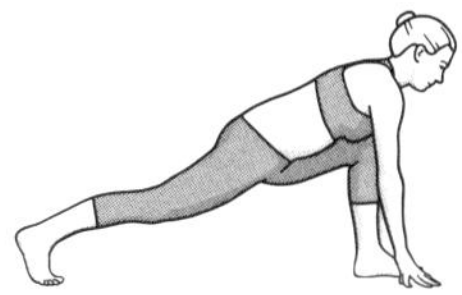

1

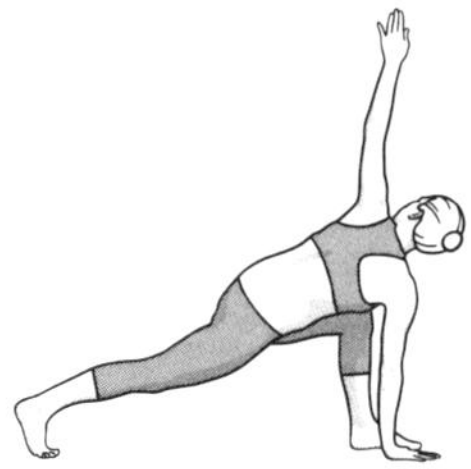

2

Dehnung der Beinrückseite

1. Eine Rückenlage mit gestreckten Beinen einnehmen.
2. Nun ein Bein anziehen, am Oberschenkel fassen und in Richtung Decke strecken. Diese Position halten. Den Fuß locker lassen, das Knie möglichst gestreckt halten. Die Übung nach Abschluss der angegebenen Wiederholungen mit dem anderen Bein ausführen.

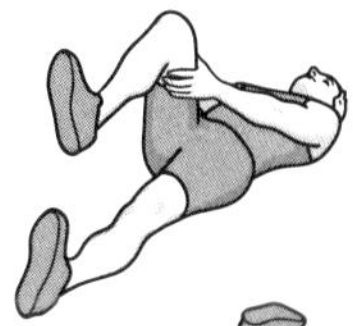

1

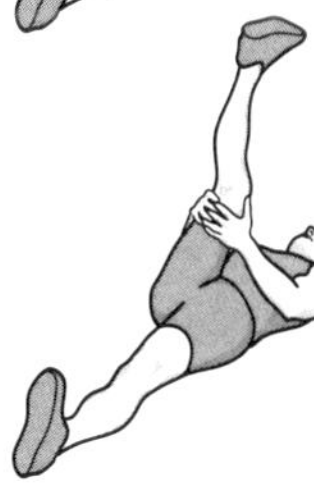

2

Dehnung der Beinrückseite im Stand

Einen hüftbreiten Stand einnehmen. Den Rücken gerade halten und etwas nach vorn beugen. Mit beiden Händen auf einem Bein abstützen. Nun das andere Bein mit der Ferse nach vorn stellen. Das Knie strecken, die Fußspitze in Richtung Schienbein anheben.

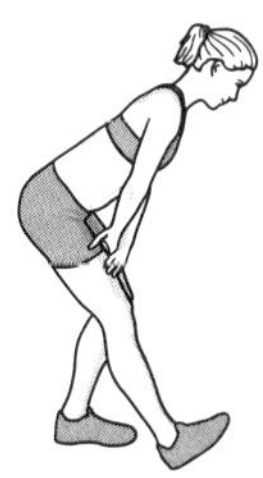

MOBILISATIONS-ÜBUNGEN
HERZ-KREISLAUF-ÜBUNGEN
ÜBUNGEN ZUR KRÄFTIGUNG DER BEINE UND DES GESÄSSES
ÜBUNGEN ZUR KRÄFTIGUNG DES OBERKÖRPERS
DEHNÜBUNGEN
ÜBUNGEN ZUR ENTSPANNUNG
KOORDINATIONS-ÜBUNGEN

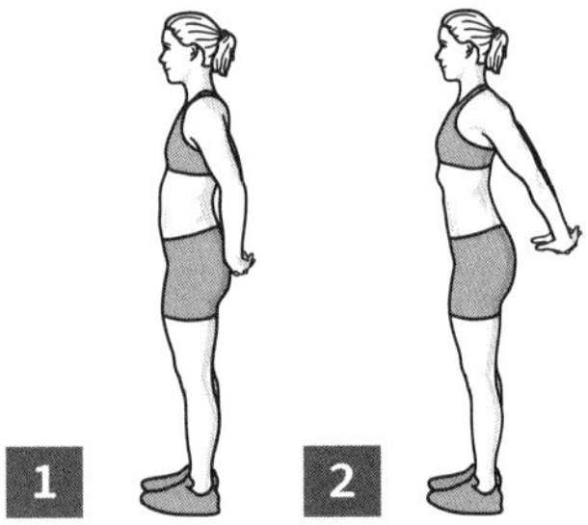

Dehnung der Brustmuskulatur

1. Einen aufrechten, hüftbreiten Stand einnehmen. Beide Hände hinter dem Körper verschränken (die Finger ineinander legen).
2. Nun die Hände vom Gesäß wegbewegen und so hoch wie möglich halten. Das Brustbein anheben, aufrecht stehen bleiben.

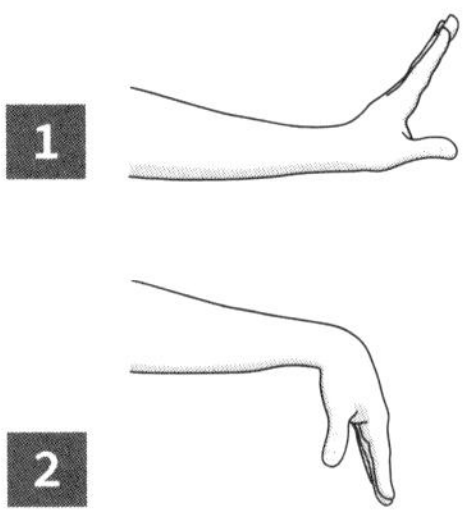

Handgelenke beugen

1. Einen aufrechten Stand einnehmen und einen Arm nach vorn strecken. Die Hand aufrichten, sodass die Handfläche nach vorn und die Fingerspitzen nach oben zeigen. Die Hand aus dieser Position so weit wie möglich in Richtung des Körpers ziehen.
2. Nun die Hand wieder in die neutrale Position bringen und anschließend nach unten beugen, sodass die Fingerspitzen zum Boden zeigen, und so weit wie möglich in Richtung des Körpers beugen. Die Übung nach Abschluss der angegebenen Wiederholungen mit der anderen Hand ausführen.

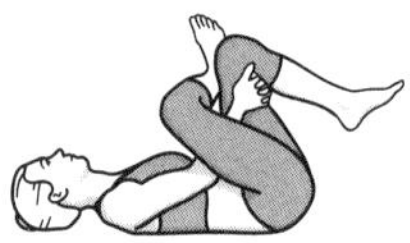

Dehnung des Gesäßes

Eine Rückenlage mit aufgestellten Beinen einnehmen. Ein Bein anheben und das Fußgelenk über den anderen Oberschenkel kreuzen. Das Knie nach außen schieben. Nun den Oberschenkel des aufgestellten Beines mit beiden Händen fassen und in Richtung Oberkörper ziehen.

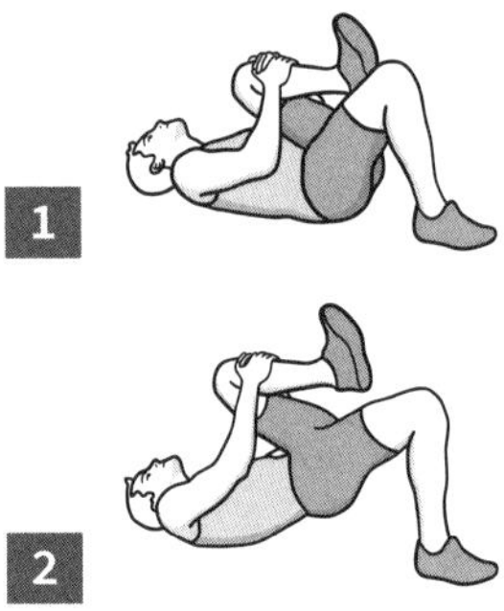

Beckenheben einseitig

1. Eine Rückenlage mit aufgestellten Beinen einnehmen.
2. Ein Bein anheben, mit beiden Händen knapp unter dem Knie fassen und leicht zum Rumpf ziehen. Dabei das Becken vom Boden heben und die Position kurz halten. Die Übung nach Abschluss der angegebenen Wiederholungen mit dem anderen Bein ausführen.

Hüftbeugerdehnung in Seitlage

1. Eine Seitenlage mit nach vorn angewinkelten Beinen einnehmen. Den Kopf auf den Unterarm ablegen.

2. Nun das obere Bein mit dem freien Arm am Fußgelenk fassen und zurückziehen. Dabei das Gesäß anspannen. Das Becken ruhig halten. Alternativ ein Handtuch um das Fußgelenk legen und das Bein mit dem Handtuch zurückziehen. Die Übung nach Abschluss der angegebenen Wiederholungen mit dem anderen Bein ausführen.

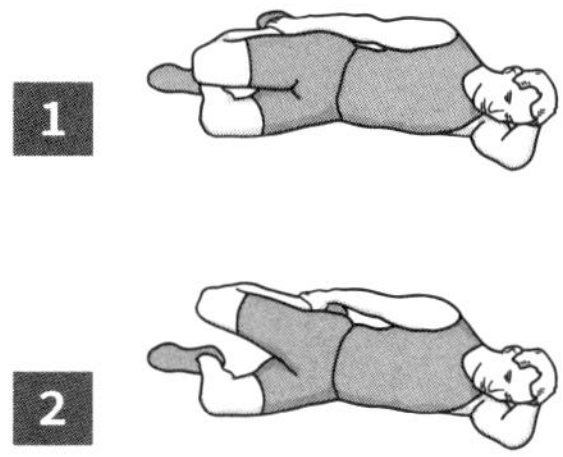

Dehnung der Hüftbeuger

1. Einen Ausfallschritt mit Knie am Boden einnehmen. Das vordere Knie befindet sich über der Ferse. Beide Hände innen neben dem Fuß abstützen.

2. Nun das Becken in Richtung Boden sinken lassen. Als Erschwerung beide Ellbogen am Boden ablegen. Die Übung nach Abschluss der angegebenen Wiederholungen mit dem anderen Bein ausführen.

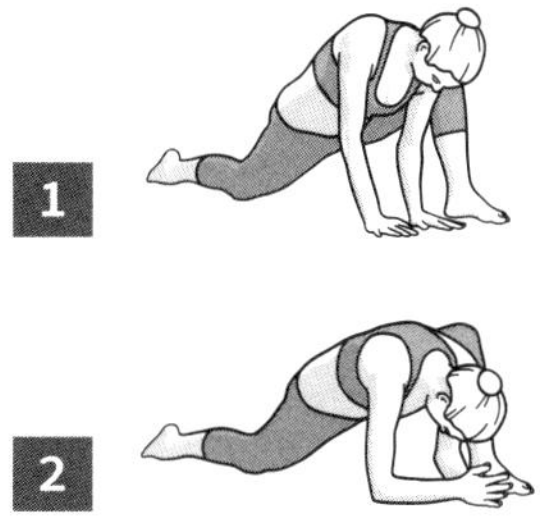

Dehnung der Oberschenkelvorderseite im Stand

1. Einen hüftbreiten, aufrechten Stand einnehmen.

2. Nun ein Fußgelenk mit einer Hand fassen und nach hinten oben in Richtung Gesäß ziehen. Beide Knie bleiben auf einer Höhe. Das Gesäß anspannen und den Fuß in die Hand drücken. Die Übung nach Abschluss der angegebenen Wiederholungen mit dem anderen Bein ausführen.

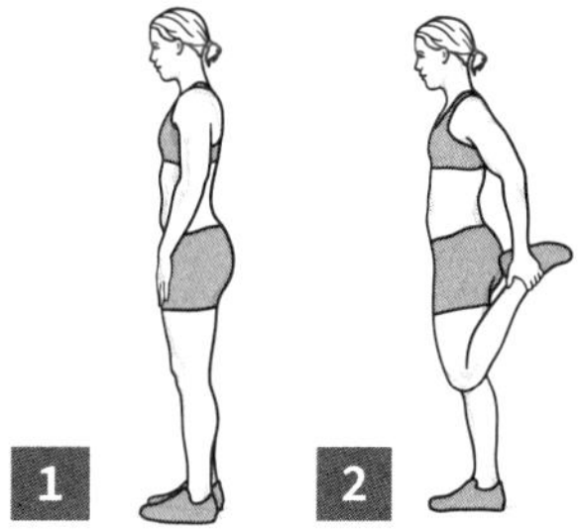

Dehnung der Oberschenkelrückseite

Einen Kniestand einnehmen. Ein Bein nach vorn ausstrecken. Die Fußspitze anziehen. Nun den Oberkörper möglichst gerade nach vorn beugen und mit beiden Händen neben dem gestreckten Bein abstützen. Die Übung nach Abschluss der angegebenen Wiederholungen mit dem anderen Bein ausführen.

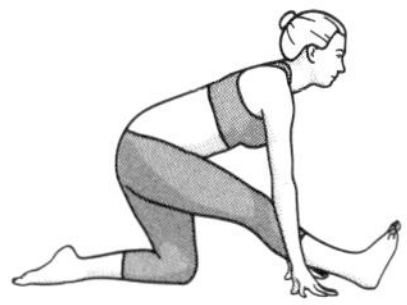

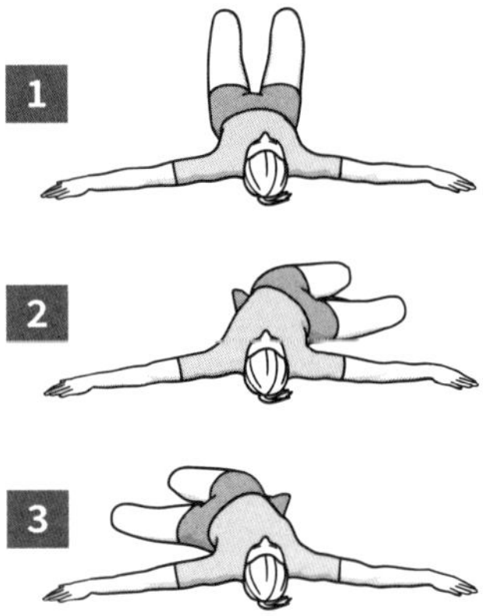

Beckendrehen

1. Eine Rückenlage mit hüftbreit aufgestellten Beinen einnehmen. Beide Arme zur Seite ablegen.
2. Nun die Knie nach rechts drehen und auf dem Boden ablegen.
3. Die Beine kontrolliert wieder zur Mitte führen und anschließend zur linken Seite absenken.

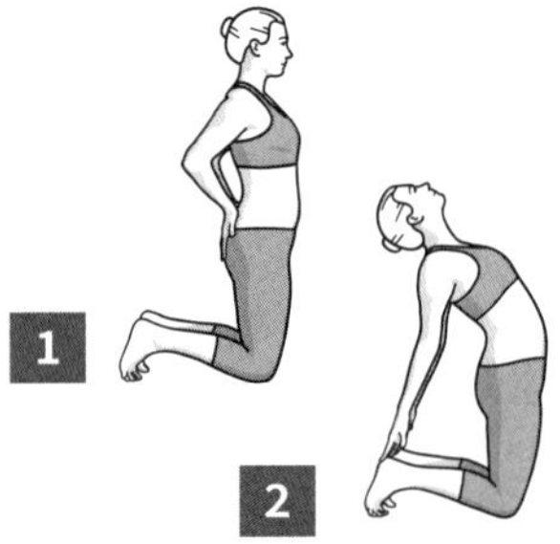

Kamel

1. Einen Kniestand einnehmen und beide Fußspitzen aufstellen. Mit den Händen am unteren Rücken abstützen.
2. Nun den Oberkörper weit zurücklehnen, das Brustbein heben. Den Blick nach oben richten. Beide Hände auf den Fersen abstützen. Als Erleichterung die Hände am unteren Rücken behalten und nur das Brustbein in Richtung Decke anheben.

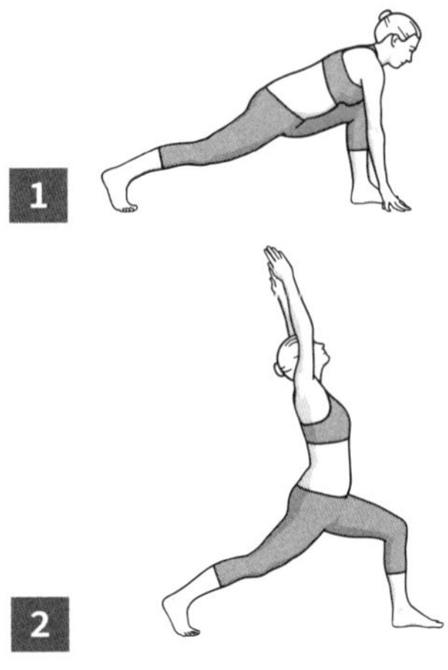

Krieger

1. Einen Ausfallschritt einnehmen. Das vordere Knie befindet sich über der Ferse, das hintere Bein ist gestreckt. Beide Hände innen neben dem vorderen Fuß abstützen.
2. Nun den Oberkörper aufrichten und beide Arme neben den Ohren in Richtung Decke strecken. Dabei bleibt das vordere Knie gebeugt, das hintere Knie gestreckt. Das Brustbein nach oben anheben und den Blick nach oben richten. Die Übung nach Abschluss der angegebenen Wiederholungen mit dem anderen Bein ausführen.

Krokodil

1. Eine Rückenlage einnehmen. Das rechte Bein aufstellen. Den rechten Arm weit zur Seite, den linken nah am Körper ablegen.
2. Nun das rechte Knie so weit wie möglich zur linken Seite drehen, den Kopf dabei zur rechten Seite bewegen. Die linke Hand stützt das Bein von unten ab. Die Übung nach Abschluss der angegebenen Wiederholungen auf der anderen Seite ausführen.

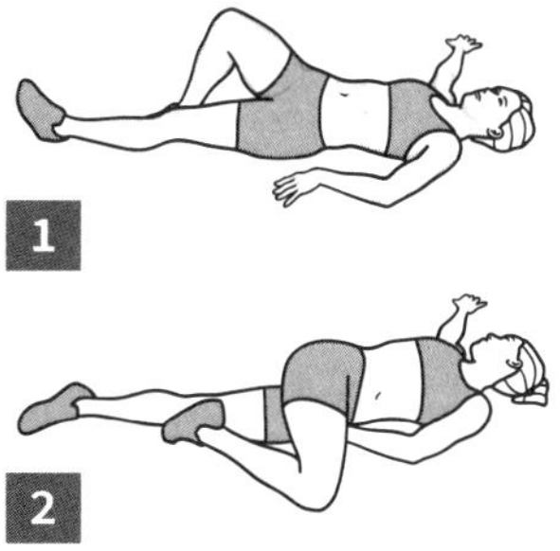

Nackendehnung im Stehen

1. Einen aufrechten Stand einnehmen, die Arme locker an den Seiten herabhängen lassen.
2. Eine Schulter sanft in Richtung Boden ziehen. Nun den Kopf zur anderen Seite neigen und die Position halten.

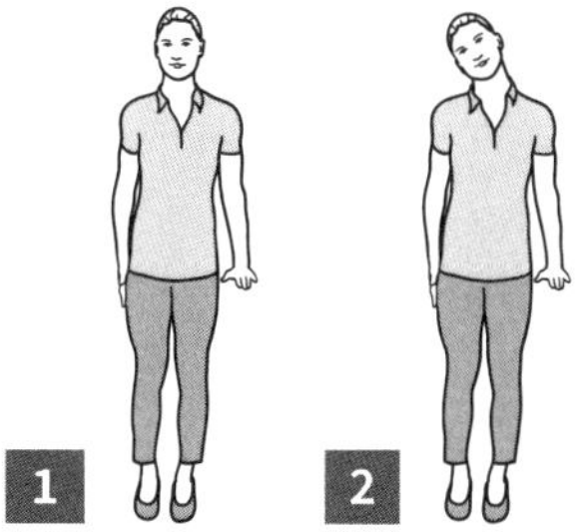

Rotation im Sitzen

Einen aufrechten Sitz mit gestreckten Beinen einnehmen. Ein Bein beugen, den Fuß nah an den Körper heranstellen. Nun das Knie mit dem gegenüberliegenden Arm umarmen und den Oberkörper nach hinten aufdrehen. Die andere Hand stützt sich am Boden ab, der Blick zeigt nach hinten. Den Rücken dabei möglichst aufgerichtet halten.

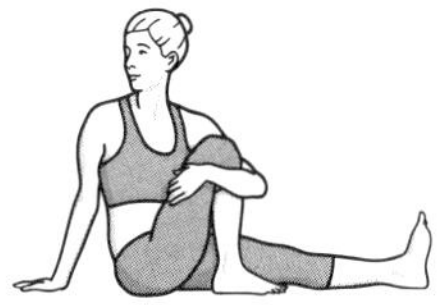

Seitdehnung mit gekreuztem Bein

1. Im aufrechten Stand einen Fuß etwas nach hinten stellen und eng über den anderen Fuß kreuzen. Den Arm der gleichen Seite zur Decke strecken. Die Schulter entspannt halten.
2. Nun den angehobenen Arm zur Seite über den Kopf bewegen. Der Oberkörper neigt sich dabei zur Seite. Die Übung nach Abschluss der angegebenen Wiederholungen auf der anderen Seite ausführen.

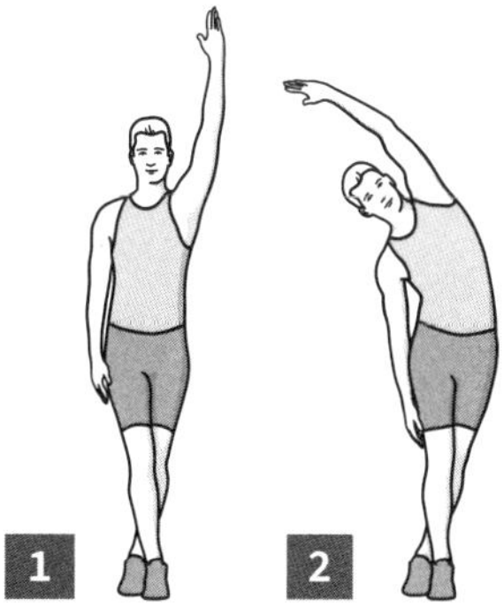

Übungen zur Entspannung

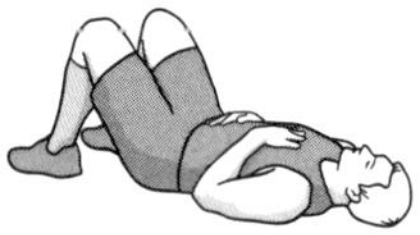

Brust-Bauch-Atmung

Eine Rückenlage mit aufgestellten Beinen einnehmen. Eine Hand auf den Bauch legen, die andere Hand auf das Brustbein. Nun durch die Nase in den Bauch einatmen, dann in den Brustkorb, dann durch den Bauch und Brustkorb ausatmen. Die Atmung ähnelt einer Welle durch den Rumpf. Versuchen Sie, länger auszuatmen als Sie einatmen.

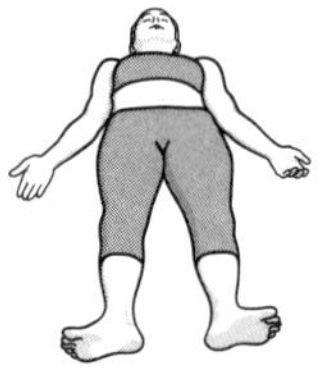

Entspannung in Rückenlage

Eine Rückenlage einnehmen. Die Arme liegen neben dem Körper mit den Handflächen in Richtung Decke zeigend. Wenn nötig, ein Kissen unter die Knie legen, das entlastet den Rücken.

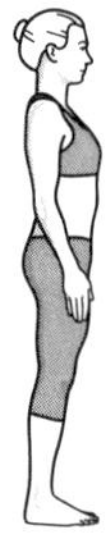

Aufrechte Haltung

Einen hüftbreiten, aufrechten Stand einnehmen. Die Großzehenballen, die Außenkanten der Füße und die Fersen belasten. Die Knie sind durchlässig (leicht gebeugt), das Brustbein angehoben, die Schultern sanft nach hinten unten gezogen, der Blick zum Horizont gerichtet (also leicht abfallend nach vorn). Gerne die Augen schließen, die Haltung wahrnehmen.

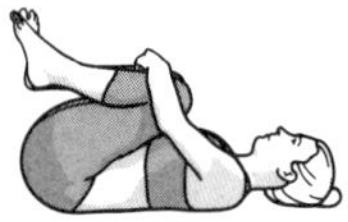

Päckchenstellung

Eine Rückenlage einnehmen. Die Hände knapp unterhalb der Knie positionieren. Nun mit beiden Händen die Knie in Richtung Brustbein ziehen und die Position halten.

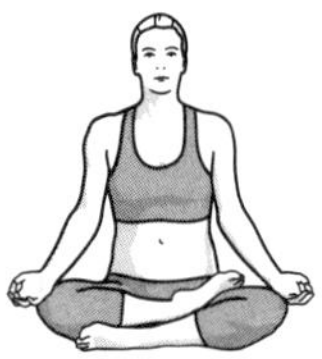

Schneidersitz

Einen Schneidersitz einnehmen. Beide Hände auf den Knien ablegen, mit den Handflächen in Richtung Decke zeigend. Wenn gewünscht, die Augen schließen.

Koordinationsübungen

Armkoordination

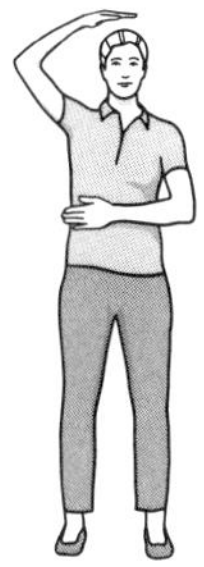

Einen hüftbreiten, aufrechten Stand einnehmen. Nun die eine Hand über dem Kopf nach oben und unten bewegen, während die andere Hand gleichzeitig Kreisbewegungen vor dem Bauch ausführt. Zur Erschwerung die Füße ganz schließen oder die Übung auf einem Bein ausführen.

Baum

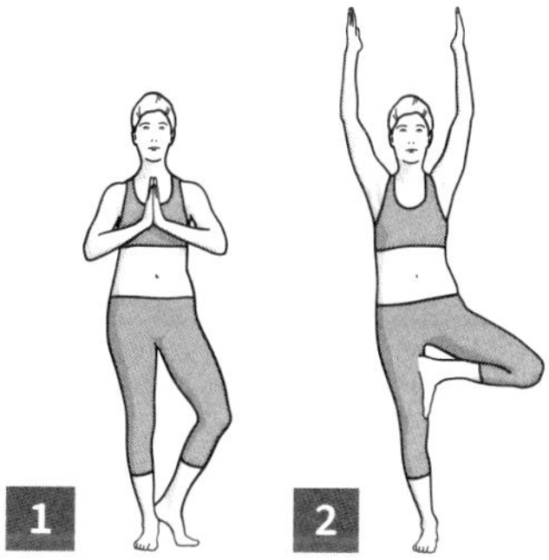

1. Auf ein Bein stellen. Das andere Bein in der Außenrotation mit der Ferse an das Standbein anlehnen. Beide Hände vor dem Brustbein schließen.
2. Nun, wenn möglich, das freie Bein mit dem Fuß am Oberschenkel anlehnen. Das Knie nach außen drücken. Das Becken bleibt dabei parallel zum Boden. Die Arme neben den Ohren in Richtung Decke strecken. Die Schultern tief halten. Die Übung nach Abschluss der angegebenen Wiederholungen mit dem anderen Bein ausführen.

Einbeinstand mit überkreuzten Armen

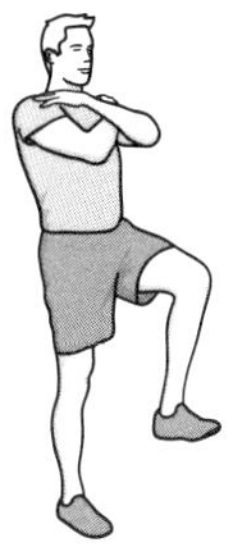

Einen aufrechten Stand einnehmen. Beide Arme vor dem Brustbein überkreuzen. Nun ein Bein anheben. Den Oberkörper dabei aufrecht halten. Anschließend mit dem anderen Bein die Übung wiederholen.

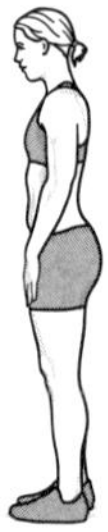
1

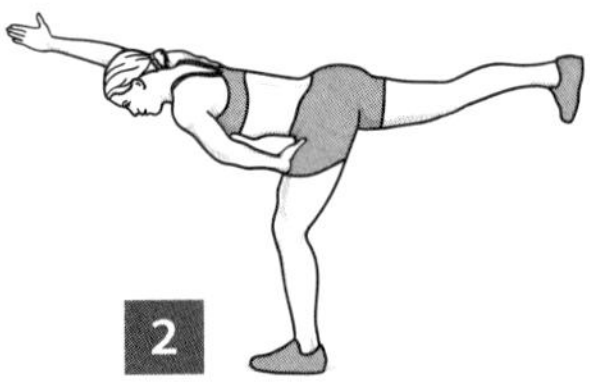
2

Standwaage mit abgestütztem Arm

1. Einen hüftbreiten, aufrechten Stand einnehmen.
2. Nun den Oberkörper nach vorn neigen und dabei ein Bein zurück- und einen Arm nach vorne strecken. Den gegenüberliegenden Arm auf dem Standbein abstützen. Wenn möglich, bilden das Bein, der Oberkörper und der Kopf eine Linie und befinden sich waagrecht über dem Boden. Die Übung nach Abschluss der angegebenen Wiederholungen mit dem anderen Bein ausführen.

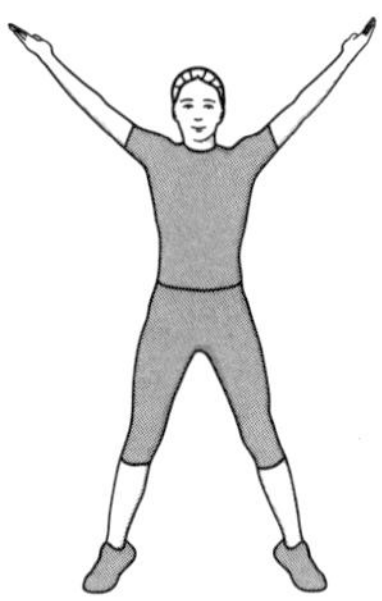

Stern

Einen Grätschstand einnehmen. Die Knie strecken und beide Arme nach diagonal oben strecken. Arme und Beine bilden einen Stern. Wenn möglich, die Fersen vom Boden abheben.

Übungsregister